眼科学

基础与临床

YANKEXUE JICHU YU LINCHUANG

冯霞　马玉红　郭红芳　主编

上海交通大学出版社

SHANGHAI JIAO TONG UNIVERSITY PRESS

内容提要

本书采用基础与临床相结合的形式论述。首先介绍了眼科学基础内容，涉及眼的解剖与生理、眼科疾病常见症状与体征；然后对眼眶疾病、眼睑疾病、结膜疾病、巩膜疾病等眼科常见疾病的病因、发病机制、诊断、鉴别诊断及治疗方法等内容进行了重点阐述。本书适合各类基层眼科医师、全科医师及相关专业医务工作者参考使用。

图书在版编目（CIP）数据

眼科学基础与临床 / 冯霞，马玉红，郭红芳主编
. --上海 ：上海交通大学出版社，2022.9
ISBN 978-7-313-26442-8

Ⅰ．①眼… Ⅱ．①冯… ②马… ③郭… Ⅲ．①眼科学
Ⅳ．①R77

中国版本图书馆CIP数据核字（2022）第044857号

眼科学基础与临床
YANKEXUE JICHU YU LINCHUANG

主　　编：冯　霞　马玉红　郭红芳
出版发行：上海交通大学出版社　　　　　　地　　址：上海市番禺路951号
邮政编码：200030　　　　　　　　　　　　电　　话：021-64071208
印　　制：广东虎彩云印刷有限公司
开　　本：710mm×1000mm　1/16
字　　数：233千字　　　　　　　　　　　经　　销：全国新华书店
版　　次：2023年1月第1版　　　　　　　　插　　页：2
书　　号：ISBN 978-7-313-26442-8　　　　印　　次：2023年1月第1次印刷
定　　价：198.00元

印　　张：13.25

编委会

主　编

冯　霞（山东省第二人民医院）

马玉红（山东省第二人民医院）

郭红芳（山东省广饶县花官中心卫生院）

副主编

丛晨阳（山东中医药大学附属眼科医院）

丁　洁（云南省保山市中医医院）

荣运久（中国人民解放军陆军第八十集团军医院）

前言

　　随着社会的进步和科学技术的发展,我国眼科事业在基础理论、临床医疗、仪器设备等方面都有了迅速的发展和提高,近年来在有些领域已接近或达到国际先进水平。眼科疾病具有一定的致盲、致残率,对人民群众的健康有很大危害,明确诊断和及时治疗具有非常重要的意义。在多年的临床工作中,我们发现有相当一部分眼科疾病,如果就诊及时、治疗合理,或许会收到满意或比较满意的效果;反之,就会将小病拖成大病,把可治之症变成慢性的难治之症或者不治之症。如何针对发现的问题及时选择适当的诊断与治疗方法并解决相关问题,是眼科医师所必须学习和掌握的内容。因此,编者们参考了国内外相关专著及论文,并结合多年的临床经验,编写了《眼科学基础与临床》一书。

　　本书共8章,首先介绍了眼科学基础内容,涉及眼的解剖与生理、眼科疾病常见症状与体征;然后对眼科常见疾病的病因、发病机制、诊断、鉴别诊断及治疗方法等内容进行了重点阐述,包括眼眶疾病、眼睑疾病、结膜疾病等。本书内容科学实用,具有很强的可操作性,对于规范我国眼科疾病检查和治疗,以及技术操作,提高医疗质量具有重要的指导作用,不仅适合眼科学专业人员和医疗行政管理人员使用,对其他专业临床医师也有参考价值,能有效减少眼科疾病的误诊、误治率。

在本书的撰写过程中,我们遵循普及与提高相结合的原则,尽可能使内容系统、全面、具体、实用,力求解决临床实际工作中的问题,承蒙全体编者不辞辛苦耕耘,尽责尽力,把自己的知识和临床经验毫无保留地奉献给读者,在此表示深深的敬意。由于编者水平和能力的限制,再加上编写人员较多,编写风格欠一致,尽管做了很大努力,书中疏漏、谬误之处恐难避免。敬请广大读者和专家不吝赐教,尽力斧正,不胜感激。

《眼科学基础与临床》编委会

2021 年 9 月

目录

第一章 眼的解剖与生理

第一节 眼 球

眼球分为眼球壁和眼内容物两个部分。

一、眼球壁

眼球壁由外、中、内 3 层膜构成,外层包括角膜和巩膜,中层为葡萄膜,内层是视网膜。

(一)外层

1.角膜

(1)解剖:角膜位于眼球的最前端,约占眼外层纤维膜的 1/6,透明,无血管,有弹性,具有较大的屈光度,表面被泪膜覆盖。

角膜呈圆形,由于结膜和巩膜覆盖的不对称性,从前面看呈椭圆形,但从后面看仍为正圆形。角膜周围是角膜缘,它与巩膜相连,就像表壳镶嵌于表盘上。新生儿阶段,角膜直径为 9～10 mm,3 岁以上儿童的角膜直径已接近成人。成年男性平均角膜横径为 11～12 mm,纵径为 10～11 mm,女性较男性略小。如直径<10 mm,称为病理性小角膜;直径>13 mm,称为病理性大角膜。角膜中央瞳孔区大约直径 4 mm 的圆形区内近似球形,其各点的曲率半径基本相等,而中央区以外的中间区和边缘部较为扁平,各点曲率半径不相等。从角膜前面测量水平方向曲率半径为 7.8 mm,垂直方向曲率半径为 7.7 mm,后部表面的曲率半径为6.22～6.8 mm。

角膜厚度随部位、年龄、病理状态等改变而有所不同。正常情况下,中央部最薄,平均为 0.5 mm,周边部最厚,平均为 1 mm。角膜厚度随着年龄的增加有变薄的趋势,即儿童较成人厚,成人较老年人厚。

角膜由前向后分为 5 层,依次是上皮细胞层、前弹力层、基质层、后弹力层和内皮细胞层。角膜是无血管的组织,组成简单但排列却非常规则,从而保证其良好的透光性及屈光性。

上皮细胞层:角膜上皮来源于胚胎发育时 5~6 周的外胚层,为非角化、无外分泌功能、复层的鳞状上皮,4~6 层,厚 40~50 μm,表层覆盖约 7 μm 的泪膜,泪膜在光学上具有重要的意义,它能消除上皮前表面微小的不规则物质。如果没有泪膜,视力将会下降。泪液与空气形成的界面,以及角膜的屈光力约占眼全部屈光的 2/3,泪液与角膜上皮无论解剖或生理上关系都非常密切。

上皮细胞层分为细胞层及基膜。①细胞层。由里向外分为 3 层(图 1-1):基底细胞、翼状细胞和表层细胞。基底细胞:位于最底层,为单层柱状上皮细胞,细胞的底部通过连接复合体与前弹力层紧密相连。连接复合体和基膜是上皮基底细胞的产物。基底细胞的细胞质内含有由角蛋白构成的中间丝。角蛋白由 30 余种蛋白组成,分为两型:Ⅰ型为酸性,Ⅱ型为中性或碱性。中间丝由成对的 Ⅰ型和Ⅱ型蛋白构成。角膜上皮从基底层分化到表层,相继要表达 3 种主要的角蛋白,其中 64×10^3 蛋白是角膜的特异性蛋白,另外两种细胞角蛋白为肌动蛋白丝和微管。角膜上皮细胞质中有肌动蛋白丝分布,在表层细胞的微皱襞中尤为明显。基底细胞内含有丰富的细胞器,主要分布在细胞核上部。翼状细胞:基底细胞分裂后,子细胞逐渐被挤入表层,因此水平面积较大,形似翼状,故名翼状细胞,位于角膜上皮中部,在角膜中央区为 2~3 层,在周边部变为 4~5 层。细胞膜相互交错,相互之间以桥粒连接。表层细胞:为 2~3 层扁平上皮细胞。经常脱落,不角化,但细胞器极少。相互之间以闭锁小带和桥粒相连,呈镶嵌状,它与翼状细胞之间多见桥粒连接与黏着斑。另外,在表层细胞膜上有许多特殊的微皱襞及微绒毛,有支撑和稳定泪膜的作用。②基膜:位于上皮细胞下,是角膜上皮的产物,与前弹力层连接紧密。

前弹力层:前弹力层厚为 8~14 μm,为角膜上皮基膜下一层相对均一、无细胞的胶原纤维膜。由胶原纤维及蛋白多糖组成。胶原纤维粗细均匀,其间由蛋白多糖填充。前弹力层的前表面相对光滑,而内表面与基质层连接非常牢固。另外,前弹力层有许多细小的孔洞,这些孔洞是神经纤维的通道。前弹力层对机械性损伤的抵抗力较强,而对化学性损害的抵抗力则较弱。由于其胶原纤维来自胚胎时期的角膜上皮,因此损伤后不能再生。其功能一直未明了。准分子激光屈光性角膜切削术后,术眼缺乏前弹力层,除少数患者角膜出现雾状混浊外,大多数患者未见明显异常。但保留前弹力层的准分子激光原位角膜磨镶术眼角膜混浊的发生率明显低于准分子激光屈光性角膜切削术,综合其他的研究资料,推测前弹力层与角膜上皮对角膜基质细胞的调控有关,特别是胚胎时期。

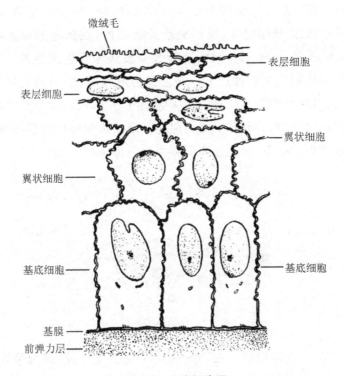

图 1-1 上皮细胞层

基质层:是人体组织中结构最规整、最透明的一种组织,厚约 $500~\mu m$,约占全角膜厚度的 9/10,由胶原纤维、角膜细胞、黏蛋白和糖蛋白等构成。角膜细胞是一种纤维细胞,位于基质板层中,细胞质中富含内质网及高尔基体,分泌胶原纤维等。角膜基质中的胶原纤维主要包括Ⅰ型和Ⅳ型胶原纤维,它们有规律地与角膜表面平行排列,形成多层胶原纤维板,共有 200～250 层。胶原纤维的有序排列是角膜透明的基础。随着年龄的增加,角膜基质中的胶原纤维直径逐渐增粗,而胶原纤维间的间距则不断缩小。这可能与胶原纤维年龄相关性非酶交联、胶原纤维糖基化及纤维间蛋白多糖的改变有关。角膜基质中除了角膜细胞外,还有少许朗汉斯巨细胞及树突状细胞,这些细胞可能与角膜相对的免疫赦免有关。

后弹力层:后弹力层位于基质层后面,边缘止于房角的 Schwalbe 线。由角膜内皮细胞分泌而来,损伤后可以再生。根据生长时期和对超微结构的观察,可分为两层：一层是前胎生带层，由胚胎时期的内皮细胞分泌，靠近基质层，纤维排列紧密，呈带状；二层是带下层，靠近内皮，由出生后的内皮细胞分泌。随着年龄的增加而逐渐变厚，婴儿时期约为 5 μm，成人为 8～10 μm，老年人可为 20～30 μm（图 1-2）。如果增生过度，则形成小丘状结构，在部分老年人的角膜周边可以见到，称为 Hassell-Henle 小体，这种改变被认为是生理性的。但发生在角膜中央的增生小体则是病理性改变。与前弹力层相反，后弹力层对机械性损伤的抵抗力较差，但对化学性和病理性损害的抵抗力却较高，这是角膜溃疡时后弹力层膨出的解剖学基础。同时，后弹力层与基质层和角膜内皮层的连接不紧密，在外伤或某些病理状态下，可能发生后弹力层脱离。

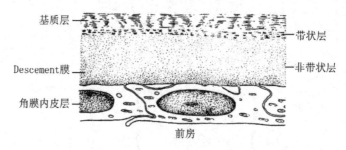

基质层 —— 带状层
Descement膜 —— 非带状层
角膜内皮层 ——
前房

图 1-2 角膜后弹力层

内皮细胞层：位于角膜最内面，为一层六角形立方上皮，细胞呈矮胖样，高约 50 μm，宽约 20 μm，细胞质内细胞器含量丰富。细胞间连接紧密，主要为缝隙连接，具有良好的屏障作用。相比之下，其与后弹力层连接较为松散，因此角膜内皮层可从后弹力层脱离。角膜内皮细胞由神经外胚层发育而来，随着年龄的增加，角膜内皮细胞的密度逐渐降低，十几岁时角膜内皮的密度为 3 000～4 000 个/平方毫米，到七十几岁时为 2 600 个/平方毫米。成人角膜内皮细胞损伤后不能增生，其修复靠细胞的移行与扩展。

角膜缘是角膜与结膜、巩膜的移行区，组织学范围：前界为角膜前弹力层和后弹力层末端连线，后界为巩膜内缘与前界的平行线。临床的概念与组织学概念不完全一样，通常将透明角膜与不透明巩膜之间的移行区称为角膜缘。上方角膜缘最宽，下方次之，两侧较窄。平均宽为 1 mm。

角膜缘结构与角膜不同，无弹力层，富含毛细血管、淋巴管、成纤维细胞等。特别是在其外 2/3 可见放射状排列的乳头样突起，呈栅栏样，称为 Vogt 栅，研究证实，Vogt 栅中的一些细胞是角膜缘干细胞。角膜缘干细胞对维持角膜上皮的再生具有十分重要的作用。

(2)生理:角膜的主要生理功能有维持眼球的完整及对眼内容物的保护、透过光线并参与屈光、感知环境及外界刺激。

维持眼球的完整及对眼内容物的保护:角膜与巩膜共同构成眼球的外壁,承受眼内压力,对维持眼球的形状具有重要的作用。角膜主要由胶原纤维构成,因此具有一定的弹性和韧性,对眼内压力和外界的力量具有抵抗力,这种抵抗力取决于角膜的厚度和胶原纤维排列的整齐程度。角膜厚度降低或角膜瘢痕的形成必将降低角膜对内外压力的抵抗力。目前角膜屈光手术十分盛行,这些手术都不同程度地降低了角膜的抵抗力。如准分子激光手术,它使角膜中央的厚度变薄,从而增加了角膜在外力作用下扩展的能力,这样,在眼压测定时会使测量结果偏低,特别是使用压陷式眼压计,眼压偏低会更明显。而放射状角膜切开术更会大大降低角膜对外界的抵抗力,有可能在轻微外力的作用下造成眼球破裂。通常情况下,角膜的厚度受角膜上皮及角膜内皮的功能、暴露等因素的影响。角膜上皮是眼部的第二个生物屏障(泪液为第一个生物屏障)。角膜上皮细胞间连接紧密,而且不停地新旧更替,5～7天上皮更新1次,一定程度上能抵御化学、微生物等的侵袭。角膜内皮是角膜基质和房水之间的通透屏障,同时,角膜内皮的泵功能维持角膜处于一定的水化状态。

透光性:角膜的一个重要特征是透明,即允许光线透过,这是眼视觉功能的基础。正常角膜允许透过的光线波长范围是365～2 500 nm,不同光线的通透率不同,400 nm的光线约80%能透过,而500～1 200 nm的光线100%能透过角膜。另外,角膜的透明性还依赖于泪膜、角膜上皮、基质、角膜内皮结构和功能的正常,以及角膜基质含水量的恒定。

参与屈光:角膜是眼屈光系统中屈光力最大的组织。角膜的屈光指数是1.377,其前表面的屈光力为48.8 D,后表面的屈光力为-5.8 D,总屈光力为43 D,占全眼屈光力的70%。可见,角膜的屈光度有巨大的改变潜力,这也是目前众多屈光手术在角膜上施行的基础。

渗透作用:角膜没有血管,营养及代谢物质通过渗透作用的参与而进出角膜,这不仅具有重要的生理意义,而且对于眼局部的药物治疗也非常重要。角膜上皮和内皮细胞连接紧密,细胞表面富含脂类,非极性的物质易于通过,而基质则易于水溶性极性物质通过。因此,具有双向性的物质易于通过角膜进入前房,例如毛果芸香碱(匹罗卡品)滴眼液,其解离分子和非解离分子相互之间处于动态平衡,未解离分子具有脂溶性,容易透过角膜上皮,随后转化为解离分子,易于透过基质,然后在角膜基质中又转化为非解离分子,易透过角膜内皮。当角膜出现病变时,角膜的通透性将增强。

感知环境及外界刺激:角膜是人体最敏感的区域,有丰富的神经末梢,能敏感地感受外界的刺激,对于机体感受外界不良刺激并迅速做出反应具有十分重要的意义。角膜的知觉有 3 种:冷热觉、痛觉和触觉。角膜知觉敏感度受多种因素的影响而有变化,一般情况下,早晨低于下午,男性低于女性,老年人低于年轻人,妊娠期妇女低于非妊娠妇女。痛觉和触觉在角膜中央最敏感,可用角膜知觉仪进行定量检查。通常临床采用棉丝刺激双侧角膜,以判断角膜知觉是否减退。

(3)代谢:①糖代谢。角膜主要利用葡萄糖和糖原分解供能。葡萄糖大部分来自房水,约占 90%,其余 10% 来自结膜、角膜缘血管及泪液。睁眼时,角膜上皮的氧气主要来自泪膜中溶解的氧气,此时,氧分压约为 20.7 kPa,但当闭眼时,氧气主要来源于结膜、角膜缘的血管,氧分压约为 7.3 kPa。而角膜内皮的氧供主要来源于房水。②氨基酸代谢。角膜上皮不断更新,需要合成大量的蛋白质,因此,角膜上皮对氨基酸的需求量较大。但角膜上皮的通透性差,且泪液中氨基酸的含量极低,因此,角膜上皮中氨基酸大部分来源于房水。合成蛋白质的过程同机体其他细胞的合成过程。③维生素代谢。维生素 A 的代谢:维生素 A 转化为视黄醇,与视黄醇结合蛋白结合,再与血浆前清蛋白结合,转运至靶组织,在角膜上皮和内皮细胞都发现有视黄醇结合蛋白和血浆前清蛋白。视黄醇是一种多聚异戊二烯衍生物,其磷酸酯在糖蛋白中可作为寡糖基的载体,参与角膜上皮合成糖蛋白,如果角膜上皮细胞膜上缺乏糖蛋白,则角膜上皮将干枯角化。维生素 C 的代谢:角膜上皮中维生素 C 的浓度较角膜基质高,基质中的浓度与房水浓度近似,而房水中维生素 C 的浓度是血浆浓度的 20 倍。角膜中维生素 C 多是还原型,具有清除光辐射等产生的自由基的作用。谷胱甘肽的代谢:谷胱甘肽对于维持角膜内皮细胞的正常功能起重要作用,与毒性过氧化物的清除有关。有过氧化物时,谷胱甘肽在过氧化物酶的作用下由还原型转变为氧化型,同时将氧化物还原。角膜内皮细胞中只有约 13% 的谷胱甘肽以氧化型存在。

(4)血供:正常角膜内没有血管,而角膜缘含有丰富的血管。角膜缘的血管分布为网络状,动脉系统来源于睫状前动脉的直肌扩展分支及睑缘动脉弓的结膜后动脉分支。静脉网则与巩膜表层及筋膜囊的小静脉汇合,加入眶静脉系统。角膜缘的血管主要供给角膜周边部,角膜的氧气及营养物质的供给、代谢物的清除等还是通过房水、泪液、空气和结膜血管。

(5)神经支配:角膜主要由两种神经支配,一是感觉神经纤维,二是交感神经和副交感神经。

角膜的感觉神经来自三叉神经的眼支,眼神经的睫状神经在角膜缘进入角膜后,神经干呈放射状穿过角膜基质的中 1/3,向前继续分叉,形成密集的上皮下神经丛,再穿过前弹力层进入角膜上皮层。角膜上皮层神经末梢非常丰富,动物研究表明,角膜上皮神经末梢的密度是皮肤的 300~600 倍,因此,角膜的知觉十分敏感,这也是上皮损伤时疼痛症状明显的原因。

角膜内含有肾上腺素能神经纤维,表明交感神经和副交感神经的存在,但其来源和作用尚需进一步研究。

2.巩膜

(1)解剖:巩膜构成眼外层纤维膜的后 5/6,主要由胶原纤维构成。外面是眼球筋膜囊,两者之间的腔隙为巩膜上腔;内层紧靠脉络膜,两者之间的潜在间隙为脉络膜上腔,外伤或炎症时的出血、渗出可积聚在此间隙。巩膜的厚度随部位、年龄等不同而不同。后部的巩膜最厚,约为 1 mm,向前至赤道部逐渐变薄,赤道部为0.4~0.6 mm,肌肉附着点处最薄,约为 0.3 mm,赤道部向前至角膜缘约为0.6 mm。一般巩膜呈白色,但儿童因巩膜较成人薄,能透见脉络膜的部分颜色,所以呈蓝白色,老年人则由于脂肪的沉积,可呈淡黄白色。

巩膜虽然为球形,但非完整的球形。前部巩膜孔与角膜相连,角膜犹如手表的表盘嵌于巩膜组织中。在角膜缘交界处内外均可见一浅沟,称为外巩膜沟和内巩膜沟,其中内巩膜沟处是巩膜静脉窦与房角所在处,内巩膜沟后缘隆起,形成巩膜突,为睫状肌的附着处。后巩膜孔是视神经通过的孔道,此处,内 1/3 的巩膜与脉络膜共同构成筛板,外 2/3 演变成硬脑膜,可见筛板处为眼后部的一薄弱处,同时,筛板处巩膜扩展的能力有限,当视神经水肿时,会引起视神经挤压损伤甚至萎缩。另外,巩膜上还有许多神经、血管通过的小孔,如涡静脉在巩膜赤道后约 4 mm 处穿行(图 1-3)。

组织学上,巩膜可分为 3 层(图 1-4):①巩膜表层为一层疏松的纤维组织,富含弹力纤维及小血管;②巩膜基质层由致密的结缔组织构成,基本不含血管,不像角膜组织,其胶原纤维粗细不均,斜向紧密排列,因此不透明;③棕黑色板层由特别细小的弹力纤维组成,并含有大量的色素细胞,靠近脉络膜的内层由一层内皮细胞覆盖,它与本部互相连续,两者不能分开。

(2)生理:巩膜的生理功能主要包括:①与角膜、结膜等共同构成眼内容物的外屏障;②避光;③是眼外肌的附着点。

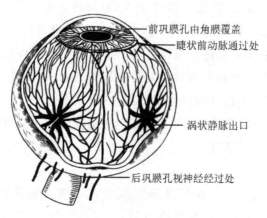

前巩膜孔由角膜覆盖
睫状前动脉通过处

涡状静脉出口

后巩膜孔视神经经过处

图 1-3　巩膜上的孔

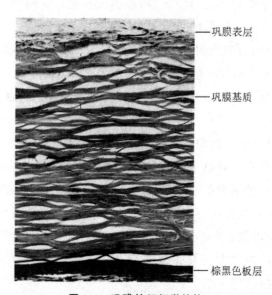

巩膜表层

巩膜基质

棕黑色板层

图 1-4　巩膜的组织学结构

　　巩膜一直承受着眼内容物向外的压力,可见巩膜有一定的弹性和韧性,当眼内压升高时,巩膜能在一定范围内扩张,并增强对眼内压的抵抗力。当眼压低时,一定量的眼内容物的增加引起的眼压增高幅度小,但在高眼压状态时,同样的眼内容物增加,会引起较大的眼压升高。巩膜的这种特性被称为巩膜硬度或可扩张性。认识这一点有助于理解巩膜硬度对眼压测定的影响。与压平式眼压计相比,压陷式眼压计引起的眼内容积变化大,因此,巩膜硬度对压陷式眼压计测量结果的影响更大,如高度近视时,眼球壁薄,巩膜容易扩张,压陷式眼压计测的眼压就会偏低。

巩膜的第二个重要功能是形成"暗箱"。与角膜相比,巩膜是不透明的,这点保证了光线只经过屈光系统进入眼内而成像。

巩膜的另一个重要功能是,所有眼外肌都附着在巩膜壁上,当改变肌肉的附着点时,可以改变眼球的位置和运动的方向。

(3)代谢:与角膜代谢相似,但巩膜代谢相对缓慢。

(4)血供:与角膜相似,巩膜基质层除了穿行的血管外,基本上无血管,但巩膜表层及视神经筛板处却含有丰富的血管,且形成血管网。动脉来源主要包括:①眼动脉-睫状后动脉-睫状后短动脉-视神经动脉环及巩膜动脉血管丛,主要供给眼后部;②眼动脉-睫状前动脉-巩膜深层血管丛及表层血管网,主要供给表层及前部。当靠近角膜缘的毛细血管充血时,临床上称为睫状充血。

巩膜前部的静脉网也较丰富,主要来源于巩膜静脉窦的外出小管和睫状肌的静脉支,它们在巩膜内形成静脉丛,经表层静脉网汇入睫状前静脉。部分外出小管直接连接表层静脉,这些小管称为房水静脉。

(5)神经支配:巩膜的感觉神经来自三叉神经的眼支,眼神经的睫状神经分出睫状短神经和睫状长神经,睫状短神经支配巩膜后部,睫状长神经前行,在睫状体平坦部发出分支,一部分进入睫状体,一部分穿出巩膜到表层巩膜,在此,部分分支支配前部巩膜组织,部分继续向前并相互吻合,形成角膜缘的神经环。巩膜表层的知觉敏感,炎症时疼痛症状明显。

(二)中层——葡萄膜

葡萄膜是眼球壁的第二层膜,是位于巩膜与视网膜之间的富含色素的血管性结构,因颜色像葡萄而得名葡萄膜。葡萄膜自前向后分为虹膜、睫状体和脉络膜3个相连续部分。

1.虹膜

(1)解剖:虹膜是葡萄膜的最前部,介于前房与后房之间,后面有晶体支托,为一圆盘形膜。它的根部和睫状体前缘相连,向中央延伸到晶状体前面,构成将眼球前、后房分开的一个重要隔膜。虹膜中央有圆孔,称为瞳孔,瞳孔的大小随光线的强弱而改变(1~8 mm),它的平均直径为 3 mm。瞳孔周围虹膜的基质内,有环形排列的瞳孔括约肌,使瞳孔收缩;虹膜基质层后面有放射状排列的肌纤维,称瞳孔开大肌,使瞳孔开大。

在虹膜前表面距瞳孔缘约 1.5 mm 处有一隆起的环状条纹,即虹膜小环。虹膜小环将虹膜表面分为两个区域,小环外部为睫状区,内部为瞳孔区。在虹膜小环附近,有许多大小不等的穴状凹陷,叫虹膜隐窝,在虹膜睫状区的周边部也有隐窝,它们的形成是虹膜前层的中胚叶组织局灶性萎缩的结果。隐窝部分的虹膜组织缺少了前表面层,房水可以直接与虹膜基质中的血管接触,有利于虹膜和房水间的液体交换。在虹膜周边部有与角膜缘成同心排列的皱褶,为瞳孔开大时形成的皱襞。瞳孔缘镶有窄黑色环,呈花边状,是由虹膜后色素上皮层向前延伸所致。此黑边当瞳孔扩大时变窄,缩小时变宽,这种现象称为生理性葡萄膜外翻。

虹膜的组织结构由前向后可分为4层:①前表面层;②基质与瞳孔括约肌层;③前色素上皮与瞳孔开大肌层;④后色素上皮层(图1-5)。

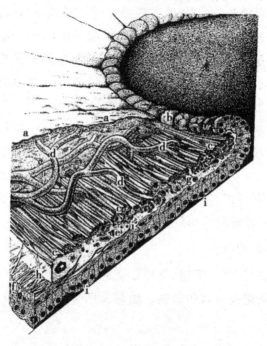

图 1-5 虹膜的组织结构

a.虹膜的前表面层;b.瞳孔缘的后色素上皮层;c.瞳孔括约肌;d.小动脉;

e.块状细胞;f.瞳孔开大肌;g.前色素上皮层;i.后色素上皮层

前表面层:由成纤维细胞和色素细胞的突起互相吻合交错所形成的致密组织,其中还有胶原纤维和神经末梢。在虹膜隐窝处,此层膜完全缺如。前表面层在虹膜根部戛然而止,有时前表面层也可呈丝状、带状沿小梁网巩膜血管膜部的内侧面延续,甚至可达角膜后弹力层的止端,形成虹膜梳状韧带的一部分。

虹膜根部有一粗大的血管环,由睫状后长动脉和睫状前动脉的分支吻合而成,称虹膜动脉大环。在虹膜的瞳孔缘附近有一环行的血管吻合,称为虹膜血管小环,它并不是一个完整的血管环。不同人种的虹膜颜色主要由基质中色素细胞所含色素的多少决定。

基质与瞳孔括约肌层:瞳孔括约肌位于虹膜瞳孔区基质层的后部,为围绕瞳孔缘的环行平滑肌纤维束,宽为 0.8～1.0 mm。括约肌的后面与结缔组织的致密层相连接,这些结缔组织与瞳孔开大肌相延续。

前色素上皮与瞳孔开大肌层:虹膜有两层上皮,即前上皮层和后上皮层。前上皮层也就是瞳孔开大肌层,是紧贴后色素上皮层的一薄层平滑肌,自瞳孔缘直达虹膜根部。

后色素上皮层:为一层具有浓密色素的细胞,位于瞳孔开大肌层之后,在瞳孔缘处出现在瞳孔领的虹膜表面,形成瞳孔缘的色素边。后上皮细胞的顶部朝向虹膜基质,与前上皮层细胞的顶部相连接,基底部朝向后房。

虹膜后表面的两层上皮向后分别移行为睫状体的色素上皮层和无色素上皮层。

(2)生理:虹膜的间隔作用和其中央圆孔——瞳孔,成为光学系统上的光栅装置。瞳孔括约肌和瞳孔开大肌控制瞳孔的运动和进入眼内的光线的数量。瞳孔是主要光学窗口,因光线照射的强弱而散大或缩小。瞳孔的大小也受到神经的影响。瞳孔的变化既可以调节入射到眼内的光线的数量,又可以调节角膜、晶状体等屈光间质所致的球面差和色差,减少不规则光的影响,使成像清晰。瞳孔对光反射的途径:光→瞳孔→视网膜的黄斑纤维→视神经→视交叉(鼻侧神经纤维交叉,颞侧神经纤维不交叉)→视束→上丘臂→上丘和顶盖前区。由顶盖前区又发出神经纤维,到同侧和对侧的第三神经核→睫状神经节→瞳孔括约肌。出生时,人的虹膜前表面有一层内皮细胞覆盖,但 1 岁以后内皮细胞消失,为成纤维细胞所代替。

虹膜也富含血管,参与营养与抗体扩散渗透、吸收机制。

(3)血供:虹膜主要由血管组织形成,分布到虹膜的许多动脉细支常从虹膜动脉大环发出,经虹膜的睫状部呈放射状达瞳孔缘。在虹膜血管小环处有少数动脉支与相对的静脉支吻合成不完整的环,所以没有真正的虹膜动脉小环,而只有虹膜血管小环存在。大多数血管直接至瞳孔缘,分支成毛细血管后折回,形成静脉的开始。虹膜的静脉彼此吻合,在虹膜根部进入睫状肌,与睫状突的静脉吻合后经脉络膜至涡静脉。部分静脉血流入睫状静脉。

(4)神经支配:虹膜的神经很多,均来自睫状神经丛,在虹膜中形成各种各样的神经丛。瞳孔括约肌由属于副交感神经的动眼神经的纤维支配;瞳孔开大肌由交感神经纤维支配。虹膜的感觉神经纤维来自三叉神经的第一支。

2.睫状体

(1)解剖:睫状体是葡萄膜的中间部分,前接虹膜根部,后端以锯齿缘为界移行于脉络膜。整个睫状体如环状,其颞侧较宽,约 6.7 mm;鼻侧较窄,约 5.9 mm。睫状体的矢状切面呈三角形,基底在前,其中央部为虹膜根部附着;内侧朝向晶状体赤道部和玻璃体(图 1-6);外侧附着于巩膜突,与巩膜毗邻。睫状体分为两部,即隆起的睫状冠和睫状体平坦部。睫状冠长约 2 mm,其内侧表面有 70~80 个纵向放射状突起,指向晶状体赤道部,颜色较凹谷为浅,称睫状突,睫状突与晶状体赤道部相距 0.5 mm。睫状突后较平坦的部分称为睫状体平坦部,长约 4 mm。从睫状突和平坦部到晶状体赤道部有纤细的晶状体悬韧带与晶状体连接。

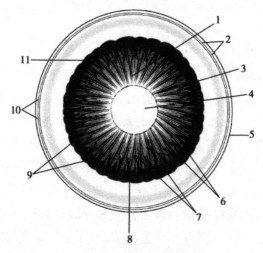

图 1-6　睫状体内表面

1.睫状冠;2.脉络膜;3.悬韧带;4.晶状体;5.巩膜;6.睫状襞;7.睫状突;8.虹膜后表面;9.锯齿缘;10.视网膜;11.睫状体平坦部

从内向外将睫状体分为 5 个部分:①无色素睫状上皮;②色素睫状上皮;③基质;④睫状肌;⑤睫状体上腔。

无色素睫状上皮:构成睫状体的最内层。该层从虹膜根部延伸而来,将睫状冠与平坦部的表面覆盖,然后向锯齿缘伸延,与视网膜的感觉部分相连接。接近虹膜根部的无色素上皮往往也包含一些色素。

色素睫状上皮:为单层细胞,起始于虹膜根部,向后延伸到锯齿缘。色素上皮细胞向前延续与虹膜开大肌上皮相延续,向后与视网膜色素上皮相延续,色素很多,仅睫状突顶端色素较少。

基质:睫状体的基质分为两部分,即内结缔组织层和玻璃膜。①内结缔组织层:由细胞、胶原、血管及神经组成。在睫状冠部该层较厚,且将上皮层与肌肉层分隔。在平坦部该层变薄。睫状突部位的基质是眼球中最富血管的部分。②玻璃膜:是脉络膜的玻璃膜的延续,附着牢固,有抵抗晶状体悬韧带牵引的作用。

睫状肌:由平滑肌纤维束组成,分为3个部分:最外层为前后走向的纵行纤维部分;中间层为斜行排列的放射纤维部分,呈扇形斜向行走;位于睫状体前内侧的是环形纤维部分,又称 Müller 肌,其环形走向与角膜缘平行。这3个部分的纤维均起始于巩膜突及其周围的结缔组织。

睫状体上腔:介于睫状肌和巩膜之间,前方止于巩膜突,由含有色素的结缔组织板层带组成。板层带起始于睫状肌的纵行纤维,向外伸延,与巩膜相延续。板层带由胶原纤维组成。

(2)生理:睫状突的无色素睫状上皮有分泌房水的功能,房水协助维持眼压,提供角膜后部、晶状体和小梁网代谢所需的物质。房水还是屈光间质的组成部分。房水的形成主要由3种生理过程完成:扩散、超滤和分泌。房水中的水和非电解质从睫状突的毛细血管扩散出来,房水中的盐类是通过超滤作用形成的,而房水中比血浆浓度高的维生素 C、乳酸和一些氨基酸则通过睫状突的分泌作用来实现。睫状突的分泌可受到一些因素的影响,如碳酸酐酶、钠离子浓度、钾离子浓度等都与分泌房水的多少有关。

无色素睫状上皮间的紧密连接、虹膜组织的连接和虹膜血管构成血-房水屏障。脂溶性物质,如氧、二氧化碳可以高速率透过屏障,而蛋白质和其他的大分子则受到限制,不易透过这一屏障。血-房水屏障的存在使得房水的化学成分与血液不同。

平坦部的无色素睫状上皮分泌黏多糖酸,这是玻璃体的主要成分之一。

睫状肌各个部分的协调收缩保证睫状体的调节功能。睫状肌收缩时,有两个方向的力起作用:一个是使晶状体悬韧带向前、向内运动的力,主要是环行纤维收缩的结果;另一个是将脉络膜前部向前(沿着巩膜内面)牵引的力,这是纵行纤维运动的结果。前一个力的作用使晶状体悬韧带放松,晶状体变凸,屈光度增加,这是晶状体的调节作用,使该眼能看清近距离的物体;后一种力的作用使脉络膜前部向前移,同时把巩膜突拉向后。

调整眼内压力是睫状体的主要功能之一。睫状肌的止点除巩膜突外,还有巩膜突附近的巩膜内面及角巩膜小梁网。当睫状肌收缩时,巩膜突被牵引而向后移位,使 Schlemm 管开放,由裂隙状变为圆形或椭圆形,在管内产生负压,吸引房水由前房流入 Schlemm 管。此外,睫状肌收缩时也牵动房角网状组织,使小梁网的间隙变宽、网眼变大,增加房水流出的容易度。反之,当睫状肌放松时,具有弹性的房角网状组织及巩膜突回到原来的位置及形状,压迫 Schlemm 管使房水进入减慢,这样,借助于睫状肌的收缩和放松来调节眼内液的流动和眼压。

房水不仅经小梁进入 Schlemm 管,同时也进入虹膜和睫状体表面,包括巩膜突、脉络膜上腔及巩膜。组织学研究显示,在前房及睫状体之间无上皮屏障,睫状肌纤维之间充满疏松结缔组织,纵行肌纤维向后延伸并消失于脉络膜和巩膜间的疏松结缔组织中。房水的巩膜引流途径是指前房水经前房角睫状肌纤维间的裂隙进入睫状体上腔和脉络膜上腔,并通过巩膜或巩膜神经血管周围间隙排出眼外的途径。

(3)血供:睫状体的动脉起自虹膜动脉大环,以及睫状后长动脉、睫状前动脉尚未吻合成动脉大环段,在睫状肌内可形成第二动脉环,即所谓的睫状肌动脉环。睫状肌的动脉由很多动脉组合而成,这些动脉呈叉性分支后形成致密的毛细血管网。每个睫状突皆有 2～4 支小动脉,睫状突的毛细血管管颈粗,所以血流量大,有利于房水的产生。平坦部的血管层由脉络膜延续而来,血管较细,动脉很少,甚至连真正的毛细血管层也没有,脉络膜的毛细血管层到此终止。

睫状肌的静脉大部分向后加入来自睫状突的平行静脉,还有少部分向前穿出巩膜,引入睫状静脉。睫状突的静脉向后呈一系列平行而互相吻合的血管支,于睫状体平坦部到达脉络膜,加入涡静脉。

(4)神经支配:睫状神经在睫状体内组成密集的神经丛。感觉神经纤维来自三叉神经的第一支,支配血管平滑肌的神经纤维来自交感神经丛,睫状肌主要由经过睫状神经节的、来自动眼神经的副交感神经纤维支配。

3.脉络膜

(1)解剖:脉络膜是葡萄膜的最后面部分,位于视网膜和巩膜之间,前端以锯齿缘为界,向后止于视神经周围,是一层富含血管的外观呈棕色的膜。脉络膜内面借一层光滑的玻璃膜与视网膜的色素上皮层相联系,外侧通过一个潜在的腔隙(脉络膜上腔)与巩膜的棕色层为邻。

脉络膜主要由血管组成,故其厚度随血管的充盈程度而有很大变异。脉络膜在眼球后部黄斑附近最厚,约为 0.22 mm,前部较薄,为 0.15 mm。脉络膜的血管可分为 3 层:接近巩膜的血管最大,为大血管层;靠近视网膜的最细,为毛细血管层;两层之间为中血管层。

脉络膜的组织结构由外向内分为4层:①脉络膜上腔;②大血管层和中血管层;③毛细血管层;④玻璃膜。

脉络膜上腔:位于脉络膜与巩膜之间,其组织结构主要为起源于脉络膜与巩膜的胶原纤维。睫状后长、后短动脉及睫状神经均由该区穿过。经过这里的血管无分支,但由此经过的睫状神经则有许多纤细分支,并形成神经丛。

大血管层和中血管层:是脉络膜的主要部分,二者之间并无明显界限,是人为划分的,即使在血管比较丰富的后极部附近,这两层的分界也不分明。在黄斑部不仅大血管层完全消失,中血管层和毛细血管层的界限也难分辨,在这里小血管十分丰富,排列为许多层,成为脉络膜最厚的部分。在赤道部以前,大血管层和中血管层的界限消失,小动脉和小静脉都合并到毛细血管层,其余的血管也并为一层。大血管层主要由动脉构成,又名 Haller 血管层;中血管层位于大血管层内侧,主要由静脉构成,又名 Satter 血管层。动、静脉的组织结构不同:动脉壁较厚,外有平滑肌层;静脉壁较薄,管腔较大,基层不发达,并且与身体其他部位的静脉不同,脉络膜静脉缺少瓣膜。大血管层和中血管层富有色素细胞,除血管外还包含胶质纤维、平滑肌纤维和内皮细胞等。脉络膜内血管面积广大,血流的入口和出口又比较狭小,血液流入脉络膜后,流动速度变慢,身体内的细菌等病原体和毒素随血流进入其内,易于在此沉积,造成转移性脉络膜炎症。视神经附近的脉络膜动脉发出分支,这些分支在视神经周围形成血管环,称为 Zinn 纤维环。

脉络膜毛细血管层:与玻璃膜、视网膜色素上皮层紧密结合,此三者的紧密结合临床上称为脉络膜毛细血管-玻璃膜-视网膜色素上皮复合体,在这些结构中,有一个出现病理变化时,常常会引起其他结构的相应的病理变化。脉络膜毛细血管层主要由排列致密的毛细血管组成。脉络膜毛细血管不仅密度高,而且血流量大。脉络膜毛细血管的管腔直径较大,所以红细胞通过脉络膜毛细血管的管腔时,可以2~3个同时并行。脉络膜毛细血管管壁薄,内皮细胞有许多孔隙,尤其在朝向视网膜的一面孔隙更多。

(2)生理:眼球内血液总量的90%在脉络膜,其中70%在脉络膜毛细血管层。脉络膜毛细血管层营养视网膜神经上皮层的外层(自视细胞层至外丛状层)、视神经的一部分,并且通常是黄斑区中心凹部位的唯一营养来源。这是在视网膜中央动脉阻塞时能够观察到黄斑区呈樱桃红点的原因。在15%的人群中,同时有来自脉络膜的睫状视网膜动脉为中心凹部供血。

(3)血供:脉络膜的血液主要来自睫状后短动脉,睫状后短动脉有 10~20 小支,在眼球后极部的视神经周围,穿过巩膜后形成密集的脉络膜血管。此外,睫状后长动脉还分出返回支供应前部脉络膜。脉络膜毛细血管的静脉血流首先进入毛细血管网外侧的小静脉,然后汇集于 4~6 支涡静脉,排出至眼球外。

(4)神经支配:脉络膜的感觉纤维、交感纤维和副交感纤维来源于睫状神经,它们对于脉络膜血管的功能和脉络膜、视网膜的血液循环有重要的意义。

(三)内层——视网膜

1.解剖

视网膜是一层透明的膜,由内层的神经上皮和外层的色素上皮组成。其前界为锯齿缘,向后止于视盘,内侧为玻璃体,外侧为脉络膜。视网膜上重要的标志有视盘和黄斑。

(1)视盘:距黄斑鼻侧约 3 mm 处有一个 1.5 mm×1.75 mm 境界清楚、橙红色的圆形盘状结构,称为视盘,是视神经穿出眼球的部位。视盘中央的小凹陷区称为视杯。视盘上有视网膜中央动、静脉通过,并分支分布于视网膜上。

(2)黄斑部:视网膜后极部上、下血管弓之间的区域称为黄斑,因中央无血管的凹陷区富含叶黄素使其外观色略黄而得名。

凹部:黄斑包括一个边缘、斜坡和底,凹部是黄斑中心凹陷的底。底对应的中央小凹代表黄斑的精确中心,这个地方引起的视力最敏锐。中心凹直径约 1 500 μm,黄斑中心凹的主要视细胞是锥细胞。锥细胞在凹部 150~200 μm 处的密度最大,称为中央锥细胞束。中央锥细胞束处锥细胞的密度可高达 385 000 个/平方毫米。

中央小凹:内有中央锥细胞束,直径 350 μm,厚 150 μm。在病理条件下,正常中心凹反光的消失提示神经胶质的异常,如水肿。这种损伤可以是原发性的或通过紧贴于内界膜上的玻璃体介导的,在病理条件下,正常中心凹反光的消失提示神经胶质的异常(急性神经细胞损伤,水肿),这种损伤也可以是原发性的或通过紧贴于内界膜上的玻璃体介导的。因此,中心凹反光的消失首先提示神经胶质细胞受到牵引或水肿,其次是锥细胞受到牵引或水肿。

中心凹:中心凹的边缘在生物显微镜下常可看到内界膜的反光晕,直径 1 500 μm,相当于视盘大小,厚 0.55 mm。它包括 1 个薄薄的底、1 个 22°的斜坡和 1 个厚的边缘。中央小凹的底厚 0.13 mm。22°的斜坡表示内核层第二、三级神经元的侧移位,也包括位于内核层的 Müller 神经胶质细胞核发生侧移位。无血管的中央小凹区被毛细血管弓环包绕。这些毛细血管位于内核层,保留了中央 250～600 μm 的无血管区。斜坡与基膜增厚有关,基膜在中央凹边缘达到最厚。内界膜的厚度与玻璃体牵拉的强度成比例,例如粘连在中央小凹处最强。所以中央凹的中心在外伤时容易发生黄斑孔。

旁中心凹:是环绕黄斑边缘的一条宽 0.5 mm 的条带。此处视网膜各层结构如常,包括 4～6 层神经节细胞层和 7～11 层双极细胞。

中心凹周围:是围绕超中央凹的一条宽 1.5 mm 的条带。这一区域有几层神经节细胞和 6 层双极细胞。

凹部、中央小凹、中央凹、旁中心凹和中心凹周围区一起组成了黄斑,又称中央区。中央区视网膜和周围区视网膜的神经节细胞层不同,在黄斑神经节细胞层有几个细胞的厚度,周围区只有 1 个细胞厚。黄斑的边界与颞侧血管弓相吻合,直径约 5.5 mm,由中心凹(直径 1.5 mm)、旁中心凹(2 mm×0.5 mm)和中心凹周围区(2 mm×1.5 mm)组成。

(3)周围视网膜:分为近、中、远和极周边部视网膜。近周边部是黄斑区外 1.5 mm 宽的带;中周边部是赤道部,宽 3 mm;远周边部从赤道延伸到锯齿缘,这条带的宽度取决于眼球大小和屈光状态。一般情况下眼球赤道部周长是 72 mm,锯齿缘周长是 60 mm,这一条带的平均宽度是 6 mm。赤道部到锯齿缘是玻璃体基底部的一部分,大部分周边部的病理改变发生在这一区域。锯齿缘和睫状体平坦部是极周边部。

(4)神经视网膜的分层:除中央凹、锯齿缘和视盘以外,神经视网膜由多层组成。①视锥、视杆细胞层(光感受器细胞层):由光感受器的内、外节组成。②外界膜:为一薄网状膜,由邻近光感受器和 Müller 细胞结合处组成。③外核层:由光感受器细胞核组成。④外丛状层:是疏松的网状结构,由视锥、视杆细胞的终球与双极细胞的树突,以及水平细胞的突起相连接的突触部位组成。⑤内核层:主要由双极细胞、水平细胞、无长突细胞及 Müller 细胞的细胞核组成。⑥内丛状层:主要由双极细胞、无长突细胞与神经节细胞相互接触形成突触的部位组成。⑦神经节细胞层:由神经节细胞核组成。⑧神经纤维层:由神经节细胞轴突构成。⑨内界膜:是视网膜和玻璃体间的一层薄膜,是 Müller 细胞的基膜。

光感受器的组织结构包括外节、连接纤毛、内节、体部和突触。每个外节由约 700 个扁平的膜盘堆积组成。视杆细胞的外节呈圆柱形,视锥细胞的外节呈圆锥形,膜盘不断脱落和更新。全部视网膜有视杆细胞 1.1 亿～1.25 亿个,视锥细胞 630 万～680 万个。

(5)视网膜色素上皮:为在神经视网膜和脉络膜之间含有黑色素的上皮细胞

层。视网膜色素上皮是单层细胞,在剖面上是立方形的,从上面看是六边形的。六边形细胞相互之间是紧密连接的连接小带,阻断了水和离子的自由来往。这种连接的屏障相当于由视网膜毛细血管的内皮细胞形成的血-视网膜屏障。

视网膜色素上皮细胞的大小和形状都不同。黄斑区的视网膜色素上皮细胞很小,周边的视网膜色素上皮细胞变得大而扁平。因为视网膜上光感受器的密度也不相同,每个视网膜色素上皮细胞上光感受器的数量大致恒定(每个视网膜色素上皮细胞上有45个光感受器细胞)。这个常数有肯定的生理学意义,因为每个视网膜色素上皮细胞在代谢上支持一定数量的光感受器细胞的功能。

2.生理

视网膜的功能是既要捕捉外界的光,又要对光所引起的刺激进行处理。尽管视网膜体很薄,但结构紧凑,反映了功能的复杂性。捕捉光子并将其转换为电刺激称为光的转换,这个过程是在光感受器-锥杆细胞的外节完成的。视色素分子是光电转换的生化基础,位于光感受器外节膜盘上。光感受器的神经冲动经双极细胞传至神经节细胞。由神经节细胞发出的神经纤维(轴突)向视盘汇集。黄斑区纤维以水平缝为界,呈上下弧形排列到达视盘颞侧,此纤维束称视盘黄斑纤维束。颞侧周边部纤维也分为上下侧进入视盘。视网膜鼻侧上下部的纤维直接向视盘汇集。

(1)视色素:人视网膜上有4种视色素。1种(视紫质)在杆细胞中,3种在锥细胞中。每个杆锥细胞的外节只含有1种视色素。锥细胞色素是视紫蓝质,根据吸收光谱,有对红光敏感的(570 nm),有对蓝光敏感的(440 nm),也有对绿光敏感的(540 nm)。这3种类型色素细胞受到的刺激混合在一起形成颜色视觉。杆细胞的视色素是视紫质,最好吸收的光波长是500 nm的蓝绿光。11-顺视黄醛是这4种人视色素的共同显色基团。每种视色素吸收不同波长的光,每种视色素不同的光谱特性体现在显色基团与蛋白的相互作用上。这可通过视黄醛分子疏水端的断裂或视黄醛与蛋白之间去碱基的断裂实现。颜色视觉的缺陷是由于缺少一种或多种视色素,很可能由于变异导致视色素前体蛋白合成时没有与11-顺视黄醛结合。

(2)光转换和视觉过程:所有光感受器细胞通过去极化过程对捕获的光能量起反应。双极细胞和水平细胞与光感受器通过交换化学神经递质进行信息传导,并进行第二次信息处理。在暗适应情况下,光感受器去极化,释放出神经递质。捕获光能量导致超极化,引起释放的神经递质减少。在其他的中央神经系统里谷氨酸盐是主要的激动性神经递质,但可能还有许多其他神经递质存在。

（3）视网膜色素上皮的功能：吸收散射光线；控制视网膜下腔的液体和营养物质（血-视网膜屏障的功能）；视色素再生和合成；合成生长因子和其他代谢物；维持视网膜的贴附；胞饮和消化光感受器的代谢废物；维持电稳态；创伤和手术后的再生和修复。视网膜色素上皮对维持光感受器的功能非常重要。它也会受到许多视网膜和脉络膜疾病的影响。实际上，临床上许多视网膜疾病所发生的色素改变发生在色素上皮层，而不是在视网膜，视网膜本身是透明的。从胚胎学上讲，色素上皮是从发育了神经视网膜同样的神经管发育来的，但细胞分化为单层转运上皮组织，它的主要功能是对神经视网膜起到代谢隔离和支持的作用，代谢隔离作用称为"屏障功能"。

3.代谢

（1）视网膜色素上皮的代谢和膜的功能有两个。①合成与代谢：视网膜色素上皮中有许多线粒体，并积极地参与氧化代谢。酶合成用来进行膜的转运、视色素代谢和废物的消化。视网膜色素上皮含有抗氧化的过氧化物歧化酶和催化酶，可减少破坏脂质膜的自由基产生。视网膜色素上皮对于产生和维持光感受器细胞间质也有作用，这对于视网膜贴附和调节附近纤维血管组织的生长因子的产生都有作用。②膜的性能和液体的转运：视网膜色素上皮的膜含有大量的选择性的离子通道，还有大量主动和易化的离子和代谢物（如糖和氨基酸）的转运系统。细胞的顶部和底部膜上有不同的转运系统和离子通道。例如，钠-钾泵只存在于顶部的膜上，而氯-重碳酸盐转运系统只存在于底部的膜上。这种不对称转运的效果是使水从顶端到底端的方向跨过视网膜色素上皮运输，并产生跨视网膜色素上皮的电位差。水的运动和跨细胞电位的形成是几种转运系统综合作用的结果。因此，如果阻断了向基膜方向离子的转移或刺激了向顶端方向离子的转移，水的转运就会消失。

（2）视色素的再生：1877年，Kuhne发现视色素再生才能维持视觉过程。主要的视杆细胞色素、视紫质、含有维生素A的醛分子结合到视蛋白大分子上，只有视蛋白是11-顺式的时候，它才对光敏感。吸收光子后，维生素A变成全反形式，在1/‰秒之内，激活的酶打断了杆细胞外节单磷酸鸟苷的循环，关闭了钠离子通道，开始转导过程。同时，去敏感的视紫质开始了一系列的与视觉无关的化学再生改变。维生素A与视蛋白分子分开，转运蛋白将其带到视网膜色素上皮细胞上。在视网膜色素上皮分子中维生素A以脂的形式储存，最终异构化为11-顺式，并与视蛋白结合。视网膜色素上皮在此过程中至关重要，并从血流中捕获维生素 A 维持眼内的浓度。

（3）光感受器的更新和吞噬作用：光感受器像皮肤一样，持续暴露在放射能量中（光线）和氧气中（来自脉络膜），加速了自由基的产生，时间长可损伤细胞膜。因此需要进行细胞更新。每天光感受器远端有 100 个膜盘被视网膜色素上皮吞噬，同时新的膜盘不断地合成。细胞更新过程是有生理节律的。杆细胞膜盘的脱落在早晨刚接受光线时最多，而锥细胞在环境刚变黑时脱落膜盘最多。约每 2 周外节完全更新 1 次。在视网膜色素上皮内吞噬的膜盘被包裹在吞噬泡内，吞噬体与溶酶体融合，然后被消化。必需脂肪酸保留下来，用于外节合成的循环。废物或被破坏的膜组织经视网膜色素上皮的基膜排泄出去。每个视网膜色素上皮细胞每天需要消化 4 000 个膜盘。一些膜组织可能在视网膜色素上皮中持续存在，形成脂褐素。脂褐素的形成与视网膜色素上皮的吞噬能力下降有关，引起视网膜色素上皮的衰老和老年黄斑变性，视网膜色素上皮内的脂褐质称为老年色素，是自发荧光产生的主要物质。

4.视网膜和脉络膜的循环

正常情况下，眼睛的屈光系统是透明的，因此可以在活体情况下观察到视网膜的循环系统。既然很多视网膜的主要疾病与视网膜和脉络膜的血管改变有关，理解眼底的循环系统对于认识眼部的疾病也就非常重要。

循环大体解剖学：视网膜从两个不连续的系统接受营养，即视网膜血管和脉络膜血管。两个系统都是从眼动脉分化出来的，眼动脉是颈内动脉的第一分支。眼动脉的主要分支有视网膜中央动脉、后睫状动脉和眼肌的分支。代表性的是存在 2 条后睫状动脉，以及内侧支和外侧支，但有时可以看到第三支——上方后睫状动脉。脉络膜分水岭区域代表每支后睫状动脉供应区之间的区域，常是位于视盘和黄斑之间的垂直带。后睫状动脉进一步分为 2 条后长睫状动脉和大量后短睫状动脉。后脉络膜毛细血管是由这些睫状后短动脉供应的，它们从视盘旁和黄斑下进入脉络膜。前部脉络膜毛细血管由睫状长动脉的分支供应，也由前睫状动脉的分支供应。前、后脉络膜循环的分水带在赤道部。

脉络膜通过涡静脉系统回流，涡静脉常有 4～7 支主要的血管（常为 6 支），每个象限 1～2 支，位于赤道部。在病理情况下，如高度近视，可能看到后涡静脉从视盘边引流。涡静脉引流入上、下眶静脉，再分别进入颈静脉窦和翼从。上、下眶静脉之间常有交通支。中央视网膜静脉引流视网膜和视神经的前段进入颈静脉窦。因此，视网膜和脉络膜的循环系统都与颈静脉窦有交流。

脉络膜是眼睛最富血管的地方，从重量上也是身体血管组织最多的地方。

脉络膜循环系统负责供给光感受器——视网膜色素上皮复合体营养。脉络膜循环系统主要作用是供给视网膜养分,但还有其他功能。作为一个热储槽,把光子与视色素和色素上皮、脉络膜的黑色素反应代谢过程产生的大量热传走,而且可能是眼内组织的一个机械的缓冲垫。

脉络膜的所有结构都有节段性,血运的节段性分布开始于后睫状动脉分支的水平,由涡静脉系统引流。节段性分布的结果是由大、中脉络膜动脉进入终末的脉络膜细动脉。与视网膜不同,脉络膜动、静脉互相不平行。每支终末脉络膜细动脉供应一片独立的脉络膜毛细血管区域,称为一小叶,由一小静脉引流。因此,尽管脉络膜血管解剖上有1支与毛细血管层相连,功能上却呈小叶状节段充盈方式。

5.血-视网膜屏障

由视网膜血管和视网膜色素上皮共同组成。视网膜毛细血管内皮形成血-视网膜内屏障,组织视网膜血管内物质漏出到组织间;视网膜色素上皮形成血-视网膜外屏障,阻止脉络膜血管内物质进入视网膜。屏障功能依赖于紧密连接,限制细胞间水溶性分子的运动,防止这些分子进入视网膜。电子显微镜显示围绕视网膜毛细血管内皮细胞和视网膜色素上皮顶端有大量阻塞小带,大分子和离子不能从循环中被动地扩散进入视网膜,但可与选择性的主动运输联系起来。脉络膜毛细血管有大量的窗、胞饮泡,缺少紧密连接,大分子可以通过,不构成血-视网膜屏障。位于脉络膜毛细血管和视网膜色素上皮之间的玻璃膜只对大分子有扩散屏障的作用。

视网膜色素上皮可以直接摄取所需的养分和排出代谢废物。此外,脉络膜毛细血管的高蛋白通透性导致脉络膜比视网膜有更大的渗透压。渗透压的差别使液体从视网膜外间隙吸收到脉络膜更加容易,这可能是保持视网膜与视网膜色素上皮贴附的一个机制。

二、眼内容物

(一)眼内腔

眼内腔包括前房、后房和玻璃体腔。

1.前房

(1)前房:由角膜、虹膜、瞳孔区晶状体、睫状体前部共同围成的腔隙。前房内充满房水,容积约0.25 mL。前房在瞳孔处最深,正常成人约为3 mm,周边部渐浅,最周边处称为前房角。前房的深度随年龄、屈光状态等改变,年轻人、近视者前房较深,老年人、远视者前房较浅。

(2)前房角:前外侧壁为角膜缘,后内侧壁为虹膜根部和睫状体前端,两壁在睫状体前端相遇,组成前房角。前房角是房水排出的主要途径,对维持正常眼内压起重要作用。当前房角解剖结构或房水排出功能异常时,房水排出受阻,眼内压升高,导致青光眼发生。

前房角内有以下结构:①Schwalbe线。即角膜后弹力层的止端与其附近的角膜基质纤维形成的一条环形隆起线,是前房角前壁的前缘,小梁网的前端附着点。②巩膜突。是巩膜向前房突出的窄嵴,小梁网附着于巩膜突前面,睫状肌的纵行纤维附着于巩膜突的后面。③小梁网。位于Schwalbe线与巩膜突之间的巩膜内沟(角膜缘内面的凹陷)内,其内侧与房水接触,外侧的后2/3与Schlemm管相邻。小梁网是由小梁相互交错形成的多层海绵状组织,约宽0.5 mm,每一束小梁由胶原纤维核心及其外围绕的弹力纤维和最外被覆的一层内皮细胞——小梁细胞组成。小梁网具有筛网的作用,使房水中的一些微粒物质和细胞不易进入Schlemm管。小梁网自内向外可分为3部分,即葡萄膜小梁网、角巩膜小梁网和邻管组织,目前研究认为邻管组织可能为房水流出阻力最大的部位。根据与Schlemm管的关系,又可将小梁从后向前分为两部分:Schlemm管位于小梁网后2/3的外侧,此区有引流房水的作用,故称为功能小梁;小梁网的前1/3不能引流房水,称为非功能小梁。小梁网有年龄相关性改变,老年人小梁细胞数目减少,细胞质内色素颗粒增多,小梁束增厚,小梁网间隙变窄,房水外流阻力增加。

Schlemm管:是围绕前房角一周的房水输出管道,由若干小腔隙相互吻合而成,管腔直径为0.5~0.6 mm,内壁仅由一层内皮细胞与小梁网相隔,外壁发出25~35条集液管通过巩膜内静脉丛与睫状前静脉相通。

2.后房

后房为虹膜后面、晶状体前面、晶状体赤道部、玻璃体前面、睫状体内面之间形成的一个不规则的腔隙。此腔内充满房水,容积约0.06 mL。

3.玻璃体腔

玻璃体腔前界为晶状体、晶状体悬韧带和睫状体后面,后界为视网膜前面,其内填充透明的玻璃体。玻璃体腔占眼球容积的4/5,约为4.5 mL。

(二)眼内容物

眼内容物包括房水、晶状体和玻璃体,三者均透明而又有一定屈光指数,是光线进入眼内到达视网膜的通路,它们与角膜一并构成眼的屈光系统。

1.房水

房水由睫状体的睫状突上皮产生,房水充满后房和前房,总量为 0.15～0.3 mL,其主要成分是水,占总量的 98.75%。房水来源于血浆,但其化学成分不同于血浆,房水中蛋白质含量约为 0.2 mg/mL,仅为其血浆含量的 1/400～1/300,房水中清蛋白含量相对高于血浆,而球蛋白含量相对低于血浆,当外伤等原因导致血-房水屏障破坏时,房水中蛋白含量急剧增多,行裂隙灯检查可出现房水闪光现象。此外,房水中抗坏血酸、乳酸等含量高于血浆,氨基酸、葡萄糖等含量低于血浆。其他化学成分有少量无机盐、透明质酸盐、尿素、氯化物及一些生长因子等。房水的 pH 为 7.3～7.5,比重为 1.003,黏度为 1.025～1.100,屈光指数为 1.336。

房水处于动态循环中,它由睫状体的睫状突上皮产生后到达后房,通过瞳孔进入前房,然后由前房角经小梁网进入 Schlemm 管,再经集液管和房水静脉最后进入巩膜表层的睫状前静脉而回到血液循环。这一外流途径为压力依赖性的。另有少部分房水从葡萄膜巩膜途径引流(占 10%～20%)或经虹膜表面隐窝吸收(微量)。这一排出途径为非压力依赖性的。如果房水循环通道任何部位受阻,将导致眼压升高。

房水生成包括分泌、超滤、扩散 3 种方式。分泌为主动的需氧耗能过程,所产生房水约占房水生成总量的 75%,这一过程不受眼压影响,其确切机制尚不清楚,一般认为是一些离子(如钠离子等)被睫状突上皮细胞主动转运至后房,继之液体被动移动。此过程涉及钠、钾激活三磷酸腺苷酶的阳离子转运系统及碳酸酐酶参与的重碳酸盐转运系统。超滤过程是压力依赖性的,受眼压、睫状体毛细血管压、血浆胶体渗透压、毛细血管渗透性、毛细血管数和血管壁厚度影响,约25%的房水由超滤作用形成。扩散作用产生的房水很少。房水生成量受年龄、药物、睫状体病变等因素的影响,并有明显的昼夜变化(生成量白天多于夜晚)。正常情况下,房水生成率为 2～2.5 µL/min。

房水功能:维持眼内压;营养角膜、晶状体及玻璃体并清除上述组织代谢产物。

2.晶状体

(1)解剖:晶状体位于眼后房,处于虹膜后表面和玻璃体前表面之间,晶状体后表面挤压中央区玻璃体前表面形成一小凹,称为玻璃体小凹。晶状体通过小带纤维与睫状体相连,小带纤维附着于晶状体赤道部前 1.5 mm 至赤道后1.25 mm 的晶状体囊膜上。

晶状体由晶状体囊和晶状体纤维组成：①晶状体囊是一层包绕整个晶状体的弹性基膜，主要由Ⅳ型胶原、硫酸软骨素、纤维蛋白等组成。与其他基膜不同的是，晶状体囊膜终身都在产生，而且不同部位的厚度不尽相同，其中赤道部前后最厚为 $21\sim23\ \mu m$，后极部最薄约 $4\ \mu m$。临床上根据囊膜与赤道的相对位置分为前囊和后囊，赤道前的为前囊，由其下的晶状体上皮细胞分泌形成；赤道后的为后囊，由拉长的皮质细胞生成。晶状体上皮细胞是单层立方上皮细胞，位于前囊下并延续到赤道后约 1 mm 处，是晶状体中代谢最为活跃的部分。由于在胚胎发育过程中后部上皮细胞已形成原始晶状体细胞，故出生后人眼晶状体后囊下没有上皮细胞。②晶状体纤维为同心性长纤维，每一条纤维为一个带状细胞，这种纤维细胞由赤道部的晶状体上皮细胞产生，新形成的细胞排列整齐组成皮质，并不断将旧的细胞向中心挤压形成晶状体核。皮质位于囊膜与晶状体核之间，占体积的 16%。晶状体核位于晶状体的中心，占体积的 84%，根据其在晶状体发育过程中出现的时间顺序分为胚胎核、胎儿核、婴儿核、成人核。

(2)形态：晶状体是一个透明的双凸透镜，一生都处于不断增长之中。出生时晶状体直径为 5 mm、中央厚度为 3.5～4 mm，成人晶状体直径为 9～10 mm，中央厚度为 4～5 mm，前表面较平坦，曲率半径为 10 mm，后表面较凸，曲率半径为 6 mm。

(3)生理。①屈光：正常眼无调节状态下晶状体相当于 20 D 的凸透镜，是最主要的眼屈光介质之一。晶状体纤维的规则排列保证了其良好的透明性，光线的散射也很少，年轻人晶状体能透过 90% 的可见光。②调节：晶状体的小带纤维与睫状体相连，睫状肌的收缩与松弛通过小带纤维带动整个晶状体厚度的变薄或增厚，从而改变其曲折力。晶状体弹性下降和睫状肌功能减退的情况下，眼的调节力下降。③吸收紫外线，保护视网膜：晶状体对不同波长光线的透过率不同，对紫外线的透过率较低。晶状体对光线的屏障作用降低了视网膜的光损伤。

(4)代谢和年龄性改变：晶状体是一单纯上皮细胞结构，无血管和神经组织，其营养来自房水和玻璃体，主要通过无糖酵解途径获取能量。晶状体细胞的代谢是自我调节的，正常的代谢活性是保证其透明性、完整性和光学性能的前提。晶状体囊及其上皮细胞通过"泵"的主动转运和扩散作用与房水和玻璃体进行物质交换。

随着年龄的增长，晶状体的重量逐渐增加。出生时晶状体重量为 65 mg，1 岁时达到 125 mg，10 岁时为 150 mg，之后以每年 1.4 mg 的速度递增，90 岁时可达 260 mg。晶状体核也越来越大,弹性逐渐下降,透明性也有所降低。

3.玻璃体

(1)解剖:玻璃体为无色透明的胶体,位于晶状体后面的玻璃体腔内,占眼球内容积的 4/5,成人的玻璃体约 4.5 mL。其前面有一凹面,称髌状窝,晶状体后面位于这一凹面内,其他部分附着于睫状体和视网膜的内表面。

玻璃体由 98% 的水与 2% 的胶原和透明质酸组成。胶原纤维呈三维结构排列形成网架,其上附着透明质酸黏多糖,后者能结合大量水分子,从而使玻璃体呈凝胶状。玻璃体周边部的胶原纤维排列较致密并形成玻璃体膜,其中以睫状体平坦部和视盘附近的范围是玻璃体膜最厚,与周围组织的连接也最紧密。玻璃体膜分为前、后两部分:前界膜位于晶状体后表面和睫状体平坦部(又称玻璃体基底部);后界膜从前界膜到视盘边缘处为止。

(2)胚胎发育。①原始玻璃体:在胚胎发育的第一个月形成,其主要作用是由原始玻璃体血管及其分支形成血管丛供应晶状体发育所需的营养,这一血管组织在胚胎第二个月尚未完全退化。②二级玻璃体:在胚胎发育的第二个月形成,为无血管组织,其中包括一些波浪形的胶原纤维,这些纤维之后发育成视网膜。由于二级玻璃体向中心的挤压作用,退化的原始玻璃体变成一条窄的管腔,称透明管或 Cloquet 管。③三级玻璃体:在胚胎发育的第三个月形成,由二级玻璃体发育而来,即晶状体悬韧带形成。

(3)生理功能:玻璃体是眼屈光介质的组成部分,具有三大物理特性,即黏弹性、渗透性和透明性,对光线的散射极少,并对晶状体、视网膜等周围组织有支持、减震和营养作用。玻璃体的周边有少量游走的玻璃体细胞,可能与酸性黏多糖和胶原合成有关。

(4)代谢和年龄性改变:玻璃体的代谢较为缓慢,不能再生。出生后,随着眼球的逐渐增大,玻璃体量也随之增多。中年以后,规则排列的胶原纤维开始变形,黏弹性下降,玻璃体的胶原支架结构逐渐塌陷或收缩,水分析出,玻璃体凝胶逐渐成为液体,称玻璃体液化。

第二节　视路及瞳孔反射路

一、视路

视路指从视网膜光感受器起,到大脑枕叶皮质视觉中枢为止的全部视觉神经冲动传递的径路,包括 6 个部分,即视神经、视交叉、视束、外侧膝状体、视放射和视皮质。

(一)视神经

视神经由视网膜神经节细胞发出的 120 万根无髓神经纤维轴突在眼球后极偏鼻侧聚集,形成约 1.5 mm 的视盘,然后呈束状穿过巩膜筛板形成视神经,成为有髓的神经纤维轴突,经眼眶后部视神经孔进入颅内,两侧视神经在蝶鞍上方汇合,形成视交叉。视神经无 Schwann 细胞,所以损伤后不能再生。视盘是神经纤维聚合成视神经的部位,其上无视细胞,在视野中形成生理盲点。视神经是中枢神经系统的一部分,全长约 50 mm,分为以下 4 段。

1.眼内段

自视盘起至巩膜后孔出口处,长约 1 mm,直径在眼内为 1.5 mm,筛板以后开始有髓鞘包裹,直径增加为 3 mm。筛板前神经发生变异时亦可有髓鞘包裹,眼底可见白色的有髓神经纤维。视网膜神经纤维穿出筛板后,其在视神经中的排列是:鼻侧上方纤维位于视神经的内上方,鼻下方纤维位于视神经的内下方,颞上纤维位于上方偏外处,颞方纤维则位于下方偏外处。由于视网膜中央大血管占据了视神经的中心部位,因而黄斑纤维被挤在颞侧上、下方。在视神经离开眼球 15 mm 后,由于视神经中央轴心部位已无视网膜中央血管,故黄斑纤维逐渐移至视神经轴心部位。

视神经的血液供应主要是眼动脉,环绕视神经纤维束有丰富的毛细血管网。来自颅内的软脑膜、蛛网膜和硬脑膜延续包绕着视神经前鞘膜至眼球后,鞘膜间隙与相应的颅内间隙相通,其中蛛网膜下腔亦充满脑脊液,颅内压力增高时,压力传至视盘可导致视盘水肿。

2.眶内段

自巩膜后孔至视神经管的眶口,长约 25 mm,呈"S"形弯曲,以利于眼球转动。

3.管内段

视神经通过颅骨视神经管的部分,长约 9 mm,该段视神经与蝶窦、筛窦、上颌窦甚至额窦的关系密切,因此,可因鼻旁窦疾病导致视神经受累。

4.颅内段

由颅腔入口至视交叉,长约 16 mm。

(二)视交叉

视交叉位于蝶鞍之上,前方与两侧视神经相连,称视交叉前脚;后方与两侧视束相连,称视交叉后脚;中央部分称视交叉体部。视交叉呈椭圆形,横径为 12 mm,前后径约 8 mm,厚 2～5 mm。视交叉的下方为脑垂体,故垂体肿瘤向上发展时,可对视交叉发生压迫,产生不同的视野缺损。视交叉外被软脑膜包围,与鞍膈之间有脚间池相隔,前上方为大脑前动脉及前交通动脉,后上方为第三脑室,两侧为颈内动脉。

视交叉的神经纤维包括交叉和不交叉两组,来自视网膜鼻侧纤维交叉至对侧,来自视网膜颞侧的纤维不交叉。来自视网膜上半部的交叉纤维居视交叉上层,在同侧形成后膝,然后进入对侧视束;下半部的交叉纤维居视交叉下层,在对侧形成前膝,进入对侧视束。来自视网膜上半部的不交叉纤维居视交叉同侧的内上方,下半部的不交叉纤维居同侧外下方,进入同侧视束。黄斑部纤维也分为交叉和不交叉两组,分别进入对侧或同侧视束。

(三)视束

由视交叉向后的视路神经纤维称视束。视束长 40～50 mm。每一视束包括来自同侧视网膜颞侧的不交叉纤维和对侧视网膜鼻侧的交叉纤维。不交叉纤维居视束的背外侧,交叉纤维居视束的腹内侧,黄斑纤维居中央,后渐移至背部。

(四)外侧膝状体

外侧膝状体属间脑的一部分,位于大脑脚外侧、视丘枕的下外面。视束的视觉纤维止于外侧膝状体的节细胞,换神经元后进入视放射。在外侧膝状体中,黄斑纤维居背侧,视网膜上半部纤维居腹内侧,下半部纤维居腹外侧。

(五)视放射

视觉纤维自外侧膝状体发出后,组成视放射,其纤维向后通过内囊和豆状核的后下方,然后呈扇形分开,同时分成背侧、外侧及腹侧三束,其中前两束均经颞叶、顶叶髓质向后止于枕叶;腹侧束则先向前外方走向颞叶,绕过侧脑室下角前端,形成一凸面向外的 Meyer 襻,再向后止于枕叶。视网膜黄斑纤维居视放射中部,来自视网膜上方纤维居背部,下方纤维居腹部。交叉与不交叉纤维混合在一起。

(六)视皮质

此区位于两侧大脑枕叶后部内侧面的纹状区,即 Brodmann 第 17 区。此区为一水平的距状裂分为上、下两唇,全部视觉纤维终止于此,纹状区是视觉的最高中枢,每一侧半球的纹状区接受同侧眼颞侧及对侧眼鼻侧的视觉纤维。视网膜各部在纹状区均有一定的投影部位,视网膜上半部相关纤维止于大脑距状裂上唇,视网膜下半部相关纤维止于距状裂下唇,黄斑部相关纤维止于纹状区后极部。视网膜周边部纤维居于纹状区中部。交叉纤维终止于深内颗粒层,不交叉纤维终止于浅内颗粒层。

二、瞳孔反射径路

(一)光反射

当光线照射一只眼的瞳孔时,引起被照眼瞳孔缩小,称为直接对光反射;而未被照射的对侧瞳孔也相应收缩,称为间接对光反射。反射径路分为传入径和传出径两部分。

传入路光反射纤维开始与视神经纤维伴行,至视交叉亦分交叉和不交叉纤维进入视束。在接近外侧膝状体时,光反射纤维离开视束,经四叠体上丘臂进入中脑顶盖前区,终止于顶盖前核,在核内交换神经元,发出纤维,一部分绕过中脑导水管与同侧缩瞳核(Edinger-Westphal核,EW核)相联系,另一部分经后联合交叉到对侧E-W核。传出路为由两侧E-W核发出的神经纤维,随动眼神经入眶,止于睫状神经节,在节内交换神经元,节后纤维随睫状短神经入眼球至瞳孔括约肌。

(二)近反射

注视近处物体时瞳孔变小,同时发生调节和集合作用,称为瞳孔近反射。该反射需大脑皮质协调完成,其传入路与视路伴行达视皮质,传出路由视皮质发出的纤维经枕叶-中脑束到E-W核和动眼神经的内直肌核。再随动眼神经到达瞳孔括约肌、睫状肌和内直肌,完成瞳孔缩小、调节和集合作用。

第三节 眼附属器

眼附属器包括眼睑、结膜、泪器、眼外肌和眼眶。

一、眼睑

眼睑对眼球的保护作用具有重要功能,它能保护角膜免受外伤和防止刺眼的强光进入眼内。

(一)眼睑的组织解剖

眼睑分为上睑和下睑,覆盖眼球前面。上睑上界为眉,下睑下界与面颊部皮肤相连续,无明显分界。上、下眼睑的游离缘,即皮肤和结膜交界处称睑缘,上、下睑缘之间的裂隙称睑裂。睑裂的高度、大小因年龄、性别、种族、眼别不同有差异,成人的睑裂高度平均为 7.54 mm,睑裂水平长度平均为 27.88 mm。睑裂与眼球的关系:睁眼时,在成年时期,上睑缘遮盖角膜上缘 1.5~2 mm,下睑缘则与角膜下缘相切。睑裂的颞侧端,即上、下眼睑外侧交界处称外眦,呈锐角。鼻侧端,即上、下眼睑内侧交界处称内眦,内眦角钝圆,略呈蹄形。内眦与眼球之间有一小湾称泪湖,泪湖的鼻侧部分可见一椭圆形肉样隆起,称泪阜。泪湖的颞侧有一半月形皱襞,色红称结膜半月皱襞,半月皱襞相当于动物的第三眼睑,是一种退化的组织。

睑缘宽 2 mm,分前、后两唇,前唇钝圆,后唇呈直角,紧贴眼球,两唇间皮肤与黏膜交界处形成浅灰色线,称为灰线,该处为相对无血管区域,因此呈灰色。前唇有睫毛,后唇有一行排列整齐的睑板腺导管开口。上睑皮肤有一沟,称上睑沟,即双重睑。

眼睑组织分为 5 层,由前向后依次为皮肤、皮下组织、肌层、纤维层和结膜。

1.眼睑皮肤

眼睑皮肤是全身皮肤最薄的部位,容易形成皱褶。

2.皮下组织

皮下组织由疏松结缔组织构成,容易发生水肿。

3.肌层

肌层包括眼轮匝肌、上睑提肌和 Müller 肌。

(1)眼轮匝肌:是位于皮下的一薄层肌肉,以睑裂为中心环绕上、下睑。眼轮匝肌分为睑部、眶部和泪囊部。睑部为眼轮匝肌的主要部分,其纤维起自眼睑内眦韧带,转向外侧呈半圆形,终止于外眦韧带,按不同的位置还可分为睑板前、眶隔前两部分。眶部位于睑部眼轮匝肌的外围。泪囊部眼轮匝肌也称 Horner 肌,其深部的纤维起始于泪后嵴后方的骨面,经泪囊后方达睑板前面,加入眼轮匝肌的纤维中。Horner 肌有助于维持眦角的后部,当闭眼时维持眼球对眼睑的紧张度。正常情况下,泪液的排出就是依赖于泪囊部眼轮匝肌的泪液泵作用。

(2)上睑提肌:是眼睑主要的收缩肌。由 Zinn 纤维环的上方开始,沿眶上壁于上直肌上方向前,可见上睑横韧带,上睑提肌膜状扩展成腱膜,向下行走 14~

20 mm,最后其纤维附着于上睑板上缘 3～4 mm 处,部分纤维附着于上穹窿部结膜;扩展的腱膜内外两端称"角",外侧角于泪腺的眶部和睑部间穿过附着于外眦韧带,内侧角较薄弱,附着于内眦韧带和额泪缝。

(3)Müller 肌:起始于上睑提肌下面的横纹肌纤维间和下直肌的筋膜,附着于上、下睑板的上、下缘。Müller 肌是受颈交感神经支配的平滑肌,在上、下眼睑起着辅助收缩作用,使眼裂开大。当颈交感神经麻痹时,可造成 Horner 综合征,其临床特征是上睑下垂、瞳孔缩小和面部不对称性无汗。

4.纤维层

纤维层包括睑板和眶隔两部分。

(1)睑板:由致密的结缔组织、丰富的弹力纤维和大量睑板腺组成,是眼睑的支架组织,上睑板较大,呈半月形,上睑板中央高度为 8～12 mm,下睑板中央高度为 3～5 mm。睑板内有垂直排列的皮脂腺,称睑板腺,上睑有 25～30 个,下睑约有 20 个,每个腺体中央有一个导管,各中央导管彼此平行,垂直排列并开口于睑缘灰线的后方,分泌的油脂构成角膜前的泪液膜脂质层。临床上,睑板腺囊肿手术时,手术切口应垂直睑缘,以避免损伤大量睑板腺。

(2)眶隔:是睑板向四周延伸的一薄层富有弹性的结缔组织膜。外侧部眶隔较内侧厚且强,上睑的眶隔较下睑的厚。眶隔的纤维延伸至上睑提肌腱膜前表面。上睑的眶隔常附着于睑板 3～4 mm 处,下睑的眶隔睑板下部与睑筋膜相融合。眶隔将眼眶和眼睑隔开,当临床手术时若损伤眶隔,可造成眶内脂肪脱出。

5.睑结膜

结膜是覆盖于眼睑的后表面和眼球前部的黏膜。睑结膜紧贴于睑板后面。

(二)眼睑的血管

眼睑是体内血液供应最好的组织之一,因此具有高度的再生和修复能力。

眼睑动脉来自两个系统:一是来源于颈外动脉的面动脉、颞浅动脉和眶下动脉;二是来源于颈内动脉的眼动脉分支的鼻梁动脉、额动脉、眶上动脉和泪腺动脉。这些动脉于上、下眼睑相互吻合,形成睑缘动脉弓和周围动脉弓。睑缘动脉弓位于离睑缘 2～3 mm 处、周围动脉弓睑板上缘、眼轮匝肌和 Müller 肌之间。

静脉回流汇入眼、颞及面静脉中,这些静脉皆无静脉瓣,血流可以通过眼静脉、海绵窦进入颅内。因此,眼睑化脓性炎症如处理不当,如切开或挤压未成熟的睑腺炎,炎症可扩散至海绵窦而导致严重的后果。

眼睑的淋巴管分为内、外两组引流,下睑内侧 2/3 和上睑内侧 1/3 由内侧淋巴组引流至颌下淋巴结;上、下睑的其余部分则分浅、深二组分别由外侧淋巴组引流至耳前淋巴结和腮腺淋巴结。

(三)眼睑的神经

眼睑的神经包括运动神经(面神经、动眼神经)、感觉神经(三叉神经的第一支、第二支)和交感神经。

1.面神经

面神经为运动神经。其颞支位于眶外上方,支配部分眼轮匝肌、皱眉肌和额肌。颧支支配眼轮匝肌下部。临床上,当面神经麻痹、眼轮匝肌功能丧失时,出现眼睑闭合不全。

2.动眼神经

上支支配上睑提肌。

3.三叉神经

三叉神经为感觉神经。其第一支分出泪腺神经、眶上神经、滑车上下神经等;第二支即上颌神经,分出眶下神经、颧面神经和颧颞神经等。上睑主要由眶上神经支配。

4.交感神经

交感神经为颈交感神经的分支,分布于 Müller 肌、血管及皮肤的各种腺体。

二、结膜

结膜为连续眼睑与眼球间的透明的薄层黏膜,覆盖于眼睑后面和眼球前面。

(一)结膜的解剖学

按解剖部位结膜分为睑结膜、球结膜和二者移行部的穹窿结膜。如果以睑裂为口,角膜为底,结膜正好成一个囊,即结膜囊。

1.睑结膜

覆盖于睑板内面与睑板紧密粘连,不能被推动。上睑结膜在距睑缘后唇约 3 mm 处为睑板下沟,此处为血管穿过睑板进入结膜的部位,临床上在此处较容易存留异物。正常情况下,在透明的结膜下可见垂直走行的小血管和部分睑板腺管。

2.球结膜

球结膜是结膜中最薄的部分,覆盖于眼球前部巩膜表面,止于角膜缘。球结膜与其下方组织结合疏松,可被推动。在角膜缘部结膜上皮细胞移行为角膜上皮细胞,因此,结膜疾病容易累及角膜浅层。当巩膜黄染或结膜下出血时,通过透明的结膜可显而易见。

3.穹窿结膜

穹窿结膜介于睑结膜和球结膜之间。穹窿结膜可分为上、下、鼻、颞 4 个部位。此部结膜组织疏松,多皱褶,便于眼球活动。

(二)结膜的组织学

结膜的组织结构分上皮层和固有层,固有层又分为腺样层和纤维层。上皮层在睑缘部为扁平上皮,睑板部仅有 2~3 层上皮细胞,球结膜上皮呈扁平形,在角膜缘部上皮细胞逐渐演变为复层鳞状上皮,然后过渡到角膜上皮。固有层的腺样层在穹窿部发育较好,由纤细的结缔组织网构成,其间有淋巴细胞、组织细胞和肥大细胞。慢性炎症时,淋巴细胞大量增生而形成滤泡。纤维层由胶原纤维和弹力纤维交织而成,睑结膜无此层。

结膜的分泌腺:①杯状细胞分布于睑结膜和穹窿结膜的上皮细胞层,睑板沟处较集中,分泌黏液湿润角膜和结膜,起保护作用;②副泪腺(Krause 腺、Wolfring 腺)位于穹窿结膜下,分泌泪液。

(三)结膜的血管和神经

来自眼睑动脉弓及睫状前动脉。睑动脉弓分布于睑结膜、穹窿结膜和距角膜缘 4 mm 以外的球结膜,此动脉称结膜后动脉,充血时称结膜充血。睫状前动脉由眼动脉的肌支发出,在角膜缘 3~5 mm 处,一部分穿入巩膜,另一部分细小的巩膜上支继续前行组成角膜周围血管网并分布于球结膜,后者称结膜前动脉。角膜缘血管网充血时称睫状充血。

结膜受三叉神经分支所支配。

三、泪器

泪器包括分泌泪液的泪腺和排泄泪液的泪道。

(一)泪腺

泪腺位于眼眶外上方的泪腺窝内,长约 20 mm,宽 12 mm,借结缔组织固定于眶骨膜上。上睑提肌腱从中通过,将其分隔成较大的眶部泪腺和较小的睑部泪腺,正常时在眼部不能触及。泪腺共有排泄管 10~20 个,开口于上穹窿结膜的颞侧部。泪腺组织是由腺小叶合并而成的葡萄状浆液腺。血管供应来自眼动脉的泪腺动脉。

泪腺神经为混合神经,其中感觉纤维为三叉神经眼支的分支;分泌纤维来自面神经中的副交感神经纤维和颅内动脉丛的交感神经纤维,负责泪腺的分泌。

(二)泪道

泪道由泪点、泪小管、泪囊和鼻泪管组成。

1.泪点

泪点位于上、下睑缘内侧端一个圆形隆起上,为泪道的起始部位。直径为 0.2～0.3 mm,泪点开口面向泪湖。正常情况下泪点贴附于眼球表面。

2.泪小管

泪小管为连接泪点和泪囊的小管,管长约 10 mm。管的开始部分垂直,长约 2 mm,然后呈水平位转向泪囊。到达泪囊前,上、下泪小管多先汇合成泪总管后再进入泪囊。

3.泪囊

泪囊位于内眦韧带后面、泪骨的泪囊窝内。其上方为盲端,下方与鼻泪管相连续,长约 12 mm,宽为 4～7 mm。

4.鼻泪管

鼻泪管位于骨性鼻泪管的管道内,上接泪囊,向下开口于下鼻道,全长 18 mm。鼻泪管中有黏膜皱襞,鼻泪管下端的 Hasner 瓣膜为胚胎期的残物,如出生后仍未开放,可发生新生儿泪囊炎,可以向下方按压泪囊部,泪囊内液体可以冲破 Hasner 瓣膜,从而使症状缓解。

泪液排到结膜囊后,经瞬目运动分布于眼球的表面,并向内眦汇集于泪湖,再由泪点、泪小管的虹吸作用进入泪道。

泪液为弱碱性透明液体,除含有少量蛋白和无机盐外,还含有溶菌酶、免疫球蛋白 A、补体系统、β 溶素及乳铁蛋白。故泪液除有湿润眼球的作用外,还有清洁和杀菌作用。正常状态下,16 小时内分泌泪液量为 0.5～0.6 mL。

泪道的组织学:泪囊和鼻泪管均衬有两层上皮细胞,浅层为柱状上皮,深层为扁平上皮。上皮内可见丰富的杯状细胞,泪囊和鼻泪管上皮下固有层可分为腺样层与纤维层,腺样层内有淋巴细胞,纤维层含大量弹力纤维。

泪道的血液供应来源:①来自眼动脉分支,上睑内侧动脉供应泪囊,下睑内侧动脉供应鼻泪管;②来自面动脉分支,内眦动脉供应泪囊与鼻泪管;③来自颌内动脉分支,眶下动脉供应泪囊下部,蝶腭动脉的鼻支供应鼻泪管下部。

泪道的神经支配:感觉神经纤维来自三叉神经的眼支,鼻睫状神经的滑车下神经分支支配泪小管、泪囊和鼻泪管上部。三叉神经上颌支的前上齿槽神经支配鼻泪管下部。运动神经来自面神经分支,供应该部的眼轮匝肌。

四、眼外肌

眼外肌起源于胚胎组织的中胚层,当妊娠第 3~4 周时发育开始。眼外肌周围的组织也在妊娠早期开始发育,滑车的形成开始于妊娠的第 6 周,在妊娠 6 个月时,所有的眼外肌及其周围组织都已经形成,以后仅仅是整个体积的增大而已。

(一)眼外肌的解剖

6 条眼外肌中分为 4 条直肌和 2 条斜肌。直肌中一对为水平直肌(内直肌和外直肌),另一对为垂直直肌(上直肌和下直肌)。除下斜肌起源于上颌骨鼻泪管开口外侧浅窝处外,其余均起自眼眶尖部的 Zinn 纤维环。直肌的止端是薄而较宽的肌腱附着于眼球赤道前部的巩膜上。4 条直肌附着点距角膜缘的距离,依内、下、外、上的顺序形成一个特殊的螺旋状,称为 Tillaux 螺旋。斜肌的止端附着于眼球赤道后部的巩膜上,一般斜肌的附着点比直肌更加容易变异。

1.内直肌

起始于眼眶尖部的 Zinn 纤维环,沿眶内侧向前走行,附着于鼻侧角膜缘后 5.5 mm 处的巩膜上。肌全长 40.8 mm,腱长 3.7 mm,腱宽 10.3 mm,与眼球巩膜接触弧为 6 mm,为眼外肌中最短者。内直肌是唯一没有筋膜与斜肌相连接的肌肉,因此,当眼眶手术或斜视手术时,对于内直肌最危险的问题是肌肉的滑脱。内直肌的作用是能使眼球水平内转。

2.外直肌

起始于眶尖 Zinn 纤维环,沿眶外侧向前走行,横贯下斜肌附着点后附着在颞侧角膜缘后 6.9 mm 处的巩膜上。肌长 40.6 mm,腱长 8.8 mm,腱宽 9.2 mm,外直肌接触弧为 12 mm。外直肌的下缘恰好由下斜肌止端的上缘通过,在此两肌肉之间有筋膜相连接(即距外直肌止端后 8~9 mm 处)。如果手术中不慎将外直肌滑脱,可在此部位找回滑脱的外直肌。外直肌的作用是能使眼球水平外转。

3.上直肌

在 Zinn 纤维环上方发出后,经眶上壁在上睑提肌下面向前、上、外走行。附着于上方角膜缘后 7.7 mm 处的巩膜上,肌腱附着线与角膜缘并非同心性,附着线的鼻侧较颞侧略向前(距角膜缘鼻侧为 7 mm,颞侧为 9 mm),肌腱附着线的中心略偏于眼球垂直子午线的鼻侧。肌长 40.8 mm,腱长 5.8 mm,腱宽

10.6 mm,与眼球的接触弧为 6.5 mm。上直肌肌肉平面与视轴形成 23°夹角,该夹角决定了在第一眼位时上直肌的作用是使眼球上转,同时还有内转、内旋(角膜垂直子午线上缘向鼻侧旋转)。如果眼球外转 23°时,肌肉平面与视轴相平行,理论上,上直肌仅有上转作用。当眼球内转角度增大时,上直肌上转作用逐渐减小,内旋和内转作用逐渐增大。

4.下直肌

在 Zinn 纤维环下缘发出后,经眶下壁由后向前、下、外走行,附着于下方角膜缘后 6.5 mm 处的巩膜上,其附着线鼻侧端比颞侧端更靠近角膜缘,肌腱附着线的中心略偏鼻侧。肌长 40 mm,腱长 5.5 mm,腱宽 9.8 mm,与眼球的接触弧为 6.5 mm。下直肌肌肉平面与眼球视轴呈 23°夹角,第一眼位时下直肌的作用是上转、内转和外旋(角膜垂直子午线上缘向颞侧旋转)。如果眼球外转 23°时,下直肌仅有下转作用。下直肌与下斜肌及下睑的收缩之间存在着筋膜相互连接的关系,故下直肌手术量不宜太大,一般不超过 5 mm,否则会影响下斜肌及下睑的功能。

5.上斜肌

在 Zinn 纤维环上缘离开眶尖,沿眶内、上方向前行至额骨滑车窝后形成肌腱,通过一个纤维软骨状的滑车之后,上斜肌腱改变其走行方向,转向后、颞上方,经上直肌下方,附着于眼球外上方后部的巩膜上,在上直肌的下方呈扇状的肌腱附着在上直肌颞侧端并延伸至视神经的鼻侧,止端的宽度可达 18 mm。上斜肌全长为 60 mm,由总腱环到滑车为 40 mm,由滑车折回到附着点肌腱长为 20 mm,腱宽为 10.7 mm。在第一眼位时,上斜肌肌腱与视轴形成 51°夹角,上斜肌的功能是内旋、下转及外转。如果眼球内转 51°,上斜肌的主要功能是下转;如果眼球外转 39°,上斜肌的主要功能是内旋。临床上一般选择在鼻侧上斜肌肌腱处进行上斜肌折叠术。

6.下斜肌

下斜肌离开泪浅窝后,向外、后、上方走行,越过下直肌,下斜肌在附着处几乎没有肌腱,附着于眼球外下后部的巩膜上,附着线靠近黄斑和颞下涡静脉。第一眼位时下斜肌与视轴形成 51°夹角,此时下斜肌的主要功能是外旋、上转和外转。如果眼球内转 51°,下斜肌的主要功能是上转;如果眼球外转 39°,其主要功能是外旋。下斜肌附着点的近端靠近外直肌的下缘,远端靠近黄斑部,手术时应注意,防止损伤。

如果上、下斜肌肌肉平面与视轴夹角存在差异,上斜肌肌腱与视轴可以是

54°夹角,下斜肌可以是 51°夹角,上斜肌下转功能比下斜肌的上转功能略弱,结果形成下斜肌比上斜肌作用强,称为"斜肌矢状化",即 Gobin 原理,目前认为可能是 A-V 型斜视的原因。

眼外肌的 Pulley 结构:是位于眼球赤道部附近,围绕于直肌纤维的肌性软组织环,通过冠状位磁共振成像影像动态扫描观察此结构较为清晰,后部 Tenon 囊处有结缔组织的袖套限制眼外肌在眼球运动时的行走路径,这些结缔组织即被称为 Pulley。它包含胶原、弹力蛋白及平滑肌,与眶骨壁相连,而且通过结缔组织带彼此联结。Pulley 结构的始端是在角膜缘后 13.8～18 mm,在内直肌与下直肌之间和外直肌与上直肌之间结缔组织相对增厚,而在上直肌与内直肌之间,以及下直肌与外直肌之间结缔组织相对薄弱。临床意义:Pulley 作为眼外肌的功能起点,调节眼外肌运动的作用,它的位置和功能的异常直接影响到眼外肌的正常运动,在正常的眼眶中 Pulley 的位置是高度一致的,而在非共同性斜视的病例中,正常 Pulley 的位置会发生改变。

(二)眼外肌的超微结构

由于眼外肌特殊功能的需要,其结构与普通骨骼肌比较有很多不同。人类眼外肌中主要有以下两种组织学差异明显的纤维。

1.快收缩纤维

类似于骨骼肌的肌纤维。含有许多糖酵解酶,这些酶参与厌氧代谢。支配该型肌纤维的神经纤维具有运动终板末梢,为较粗大的有髓神经纤维,快收缩纤维对单一的刺激产生快速的、有或无的反应,这种反应在眼球扫视运动中起主要作用。

2.慢收缩纤维

仅见于眼外肌,为有氧代谢,支配慢收缩纤维的纤维为细小的神经纤维。慢收缩纤维对重复刺激产生分级反应,缓慢平滑收缩,该纤维参与平滑的追随运动。

支配眼外肌的神经纤维与肌纤维呈 1:(3～5)的高比例,而普通骨骼肌的比例仅为 1:(50～100)。所以,眼外肌能比普通骨骼肌完成更精密的运动。

(三)筋膜系统

眼球被筋膜系统巧妙地悬挂在锥形眼眶内。肌圆锥位于眼球赤道后,由眼外肌、眼外肌肌鞘和肌间膜组成,肌圆锥向后伸延至眶尖部 Zinn 纤维环。Zinn 纤维环包绕视神经管及眶上裂鼻侧部分,通过纤维环的结构有动眼神经上支、动眼神经下支、展神经、视神经、鼻睫状神经和眼动脉。

眼球筋膜又称 Tenon 囊,为一层很薄的纤维组织,从视神经入口到角膜缘覆盖整个眼球。近角膜缘1 mm处,眼球筋膜与球结膜牢固融为一体,因此,位于角膜缘的手术切口可以同时穿透 3 层组织。眼球筋膜在赤道部被眼外肌穿过。每条眼外肌从起点到附着点都有纤维肌鞘包绕,眼球后部肌鞘薄,从赤道部向前至附着点处肌鞘增厚。4 条直肌肌鞘之间互相连续形成无血管的薄而透明的组织,称为肌间膜,在直肌手术时必须剪断肌肉两侧的肌间膜。内、外直肌自肌鞘眶面向外延伸并止于相应眶壁的纤维膜,称为节制韧带。其生理作用是限制内、外直肌过度收缩或弛缓。眼球筋膜的下部在下直肌与下斜肌贯穿处,球筋膜增厚形成一个类似吊床状系带,即 Lockwood 支持韧带,支撑和固定眼球。

(四)眼外肌生理

1.眼球运动及眼位

(1)眼球运动可分为单眼运动(外内转、上下转、旋转和斜方向运动)和双眼运动(同向运动和异向运动);从眼球运动性质考虑可分为扫视运动、追随运动和注视微动。眼球旋转运动的中心点称旋转中心。

(2)眼位:第一眼位又称原在位,是指头位正直时,两眼注视正前方的目标时的眼位。第二眼位是指当眼球转向正上方、正下方、左侧或右侧时的眼位。第三眼位是指 4 个斜方向的眼位(右上、右下、左上和左下)。

2.主动肌、对抗肌、协同肌和配偶肌

(1)主动肌:每一眼外肌的收缩必然产生一定方向的眼球运动,使眼球向一特定方向运动的主要肌肉称为主动肌。

(2)对抗肌:同一眼产生与主动肌相反方向运动的肌肉。

(3)协同肌:同一眼使眼球向相同方向运动的两条肌肉称协同肌。如上斜肌和下直肌都是下转肌,它们是协同肌。

(4)配偶肌:两眼产生相同方向运动互相合作的肌肉。两眼共有 6 组配偶肌,如右眼外直肌与左眼内直肌、右眼上直肌与左眼下斜肌、右眼下直肌与左眼上斜肌等。

对抗肌与协同肌都是指单眼,配偶肌是指双眼。

3.眼球运动定律

(1)Sherriington 定律(交互神经支配定律):指某一条眼外肌收缩时,其直接对抗肌必定同时发生相应的松弛。此定律适合一只眼的眼球运动。

(2)Hering 定律(偶肌定律):指眼球运动时,两只眼接受的神经冲动是等时和等量的。神经冲动的强弱是由注视眼决定的。

(五)眼外肌的血液供应和神经支配

1.血液供应

来自眼动脉的内、外两个分支,外侧支供应上直肌、外直肌、上斜肌和上睑提肌,内侧支供应内直肌、下直肌和下斜肌。供给眼外肌的动脉分成 7 支睫状前动脉进入 4 条直肌,除外直肌只有 1 支外,其余直肌均有 2 支。所以一次斜视手术只限 2 条直肌,以免造成眼球前节缺血。

2.神经支配

6 条眼外肌中,除上斜肌受第 Ⅳ 对脑神经(滑车神经)和外直肌受第 Ⅵ 对脑神经(展神经)支配外,其余 4 条肌肉均受第 Ⅲ 对脑神经(动眼神经)支配。其中动眼神经上支支配上直肌,下支支配内直肌、下直肌和下斜肌。

五、眼眶

(一)眼眶的解剖

眼眶由 7 块颅骨组成,包括额骨、筛骨、泪骨、上颌骨、蝶骨、腭骨和颧骨。呈尖端向后、底向前的锥体。眼眶有上、下、内、外 4 个壁,两眶内壁几乎平行,眶外壁与内壁约呈 45°夹角,眶轴与头颅矢状面约呈 25°夹角,两眼眶呈散开状。眼眶上部及后方被颅腔包绕。眼眶内壁为筛窦,内侧后方为蝶窦,上方及前部为额窦,下方为上颌窦。临床上鼻窦的炎症及肿瘤等常侵及眶内,引起眼球突出。眼眶外上角有泪腺窝,内上有滑车窝,内侧壁有泪囊窝。泪囊窝前缘为泪前嵴,后缘为泪后嵴,前、后泪嵴为泪囊手术的重要解剖标志。

眶尖有视神经孔和眶上裂两个重要的通道。视神经孔有视神经和眼动脉通过;眶上裂位于视神经孔外侧,第 Ⅲ、Ⅳ、Ⅵ 对脑神经、知觉神经、自主神经及眼静脉均由此裂经过。临床上,眶上裂部位的外伤或炎症,可以同时累及第 Ⅲ、Ⅳ、Ⅵ 对脑神经,眼球各方向运动受限,但不累及视神经,此为眶上裂综合征。如果累及视神经,临床上存在视神经改变及相应的视力减退,应考虑为眶尖端综合征。

眼眶骨膜:即眼眶筋膜,该膜疏松地附于眶壁,但在眶缘、眶尖、骨缝、骨孔和眶上、下裂处与眶骨相连。眼眶筋膜在视神经孔处和硬脑膜及视神经硬膜相移行,向前和眶缘骨膜相连并和眶隔相延续。

(二)眼眶的血管

眼眶的动脉来自颈内动脉分出的眼动脉,来自上颌动脉的眶下动脉和脑膜中动脉的眶支。眼动脉经过的分支有视网膜中央动脉、睫状后动脉、泪腺动脉、肌支、眶上动脉、筛前动脉、筛后动脉等。

眼眶静脉主要向 3 个方向回流：向后由眼上、下静脉回流于海绵窦及颅静脉系统；向前通过眼静脉与内静脉的吻合注入面静脉系统；向下经过眶下裂，回流到翼静脉丛。

(三)眼眶的神经

眼眶的神经包括：①视神经；②第Ⅲ、Ⅳ、Ⅵ脑神经，为支配眼外肌和上睑提肌的运动神经；③第Ⅴ对脑神经的第一支、第二支，为支配眼球、泪腺、结膜、眼睑及面部周围皮肤区域的感觉神经；④交感神经，至眼球、泪腺、眶平滑肌等；⑤第Ⅶ对脑神经，至泪腺。

第二章 眼科疾病常见症状与体征

第一节 眼 痛

眼部疼痛包括眼睑疼痛、眼球疼痛、眼球后部疼痛及眼眶疼痛。

一、眼睑疼痛

眼睑疼痛为浅在性,疼痛部位明确,患者主诉确切,较易诊断。

(一)病因

眼睑的急性炎症、理化性、机械性损伤、蚊虫叮咬等。

(二)临床表现

1.炎症性疼痛

如眼睑单纯疱疹、带状疱疹和睑腺炎均可表现为眼睑疼痛,炎症消退则疼痛缓解。

2.理化性、机械性损伤性疼痛

其包括眼睑皮肤擦伤、裂伤、酸碱烧伤和热灼伤等,疼痛局限且剧烈,并伴有相应皮肤损害。

3.眼睑皮肤蚊虫叮咬

眼睑皮肤局部疼痛伴肿胀,有蚊虫叮咬史,可见蚊虫叮咬痕迹。

二、眼球疼痛

眼球疼痛可表现为磨痛、刺痛、胀痛等多种形式,常合并有头痛。

(一)病因

1.急性炎症引起眼球疼痛

如角膜炎、巩膜炎、急性虹膜睫状体炎和眼内炎等。

2.急性眼压升高引起眼球疼痛

如急性闭角型青光眼。

3.眼外伤引起眼球疼痛

如角膜异物伤、角膜擦伤、眼球穿孔伤,以及角膜和结膜热灼伤与化学烧伤等。

(二)临床表现

1.炎症性眼痛

起病急,表现为磨痛、刺痛或胀痛,同时伴有畏光、流泪和眼睑痉挛等症状。

(1)角膜炎:主要表现为刺痛或磨痛,疼痛的程度因感染性质不同而不同。如铜绿假单胞菌性角膜溃疡,疼痛剧烈;真菌性角膜炎则疼痛相对较轻;而病毒性角膜炎因病变区感觉神经有不同程度的麻痹,疼痛也相应较轻。

(2)球筋膜炎:为磨痛,局限于眼球的一侧,随眼球转动而疼痛加重。

(3)巩膜外层炎:疼痛局限于病变区,有明显压痛及轻度刺激症状。

(4)巩膜炎:包括前巩膜炎、后巩膜炎和坏死性巩膜炎。前巩膜炎时眼部疼痛剧烈,有刺激症状,因病变位于直肌附着处,疼痛随眼球转动而加剧。后巩膜炎时眼痛剧烈,伴有球结膜水肿、眼球突出、眼球运动受限及复视。

(5)急性虹膜睫状体炎:眼球胀痛,触之疼痛加剧,伴同侧头痛,视力剧降,睫状充血,房水混浊,角膜后沉着物及瞳孔缩小、不规则、闭锁或膜闭。

(6)眼内炎:剧烈眼痛、头痛,视力剧降或失明。角膜水肿、前房闪辉强阳性及前房积脓。眼压升高,虹膜膨隆,玻璃体混浊。玻璃体积脓时瞳孔区呈黄光反射。炎症继续发展可发生全眼球炎及急性化脓性眶蜂窝织炎。

2.高眼压性眼痛

原发性急性闭角型青光眼、睫状环阻塞性青光眼和某些继发性青光眼均可引起剧烈眼痛,伴头痛、恶心、呕吐,严重疼痛时,患者有眼球欲脱出之感。视力骤降,睫状充血,角膜雾状混浊,前房浅,眼压常在5.33 kPa以上。

3.外伤性眼痛

(1)角膜上皮损伤:角膜擦伤、异物伤,以及紫外线及各种化学物质均可致角膜上皮损伤,引起磨痛或刺痛,且随眼球转动而加剧,同时伴有畏光、流泪、眼睑痉挛等症状。

(2)眼球挫伤:挫伤引起的外伤性虹膜睫状体炎可致眼球胀痛;挫伤引起的前房积血、房角后退、晶状体脱位与外伤性白内障均可因继发性青光眼而致眼球胀痛;严重的挫伤引起的眼球破裂伤,因破裂部位多位于角膜缘,损伤角膜、虹膜和睫状体而致眼球刺痛。

(3)眼球穿孔伤:伤口多位于眼前部的角膜与巩膜处,角膜、虹膜、睫状体受损而致眼球刺痛,同时伴有眼内容物脱出、出血及视力障碍。早期因伤口而痛,晚期则多因继发性炎症而痛。

(4)屈光性疼痛:未矫正的远视、散光、双眼屈光参差太大均可引起眼球、眼眶及眉弓部胀痛。这种因视疲劳引起的疼痛可通过合理矫正屈光不正、适当休息而缓解。

三、眼球后部疼痛

眼的感觉神经睫状神经节受损可引起眼球后部的刺痛和牵拉痛。

(一)病因

常见原因为急性球后炎症、出血、外伤及某些全身性疾病。

(二)临床表现

1.急性炎症性疼痛

包括急性球后视神经炎、眶尖部邻近组织炎症性病灶,如鼻旁窦炎、眼带状疱疹。

(1)急性球后视神经炎:眶内段视神经急性水肿可引起眼眶深部牵引痛和压迫感,尤其是眼球运动时疼痛加剧,同时伴有视力显著下降。

(2)蝶窦炎:因蝶窦位于眶尖部,急性炎症时可出现球后疼痛,此种疼痛多与眼球运动无关,而压迫眼球时疼痛加剧。

(3)眶尖骨膜炎:本病多继发于鼻旁窦炎,眼球后部胀痛,压迫眼球疼痛加剧,眼睑、球结膜水肿,伴有眶上裂综合征,引起动眼神经、滑车神经和展神经麻痹,眼神经分布区感觉减退或丧失。若视神经受压或炎症浸润,可引起眶尖综合征,而导致不同程度的视力减退。

(4)眼带状疱疹:带状疱疹累及睫状神经节时引起球后疼痛,皮肤出现疱疹前数天即可发生。尤其是老年人,可因带状疱疹而导致难以忍受的球后剧痛。

2.外伤性球后疼痛

眶部及颅脑外伤均可致眶尖部组织出血、水肿而出现球后疼痛,甚至可致眼球前突、运动障碍及视力减退。

第二节 畏 光

畏光是眼球对光线照射不能耐受的一种现象。包括生理性保护反应和病理性反应,这里仅介绍病理状态下的畏光。

一、病因

常见原因有眼前部急性炎症,包括机械性、物理性和化学性等因素所致的眼外伤,以及各种原因引起的瞳孔散大。

二、临床表现

(一)炎症性畏光

其因细菌、病毒或真菌等病原体引起角膜、虹膜与睫状体的炎症,均有明显的畏光症状。角膜炎时,除畏光外,还有疼痛、流泪、睫状充血、角膜混浊或溃疡形成等。虹膜睫状体炎时,除畏光外,还有疼痛、流泪、房水混浊、角膜后沉着物、虹膜后粘连和晶状体前囊色素沉着等,并伴有视力下降。

(二)眼外伤

眼外伤主要是角膜、虹膜睫状体的外伤。角膜上皮擦伤、破裂伤、异物伤、热灼伤、电光性眼炎和刺激性毒气伤,除有明显畏光外,尚有角膜损害表现;外伤性虹膜睫状体炎、外伤性无虹膜、外伤性瞳孔散大等除明显畏光外,还有虹膜睫状体损害表现。

(三)瞳孔散大

瞳孔散大包括药物性、外伤性和青光眼性瞳孔散大。除具有畏光外,还有视力减退、调节减弱或麻痹,青光眼者还表现为剧烈头痛、眼痛、流泪、视力障碍,以及恶心、呕吐等症状。

第三节 视 力 障 碍

视力障碍为眼科就诊患者的常见主诉,多表现为视力减退、视物变形、视疲劳和先天性视力不良等。

视力分为中心视力和周围视力。视网膜黄斑部注视点的视力称为中心视力;视网膜黄斑部注视点以外的视力称为周围视力。平时所说的视力通常指中心视力,而视野检查指的是测量周围视力。

一、视力检查

(一)中心视力检查

中心视力检查包括远视力检查及近视力检查。

(二)远视力检查方法

(1)被检者立于距视力表 5 m 处,或视力表对面 2.5 m 处悬挂一个平面镜,患者坐于视力表下,面向镜面进行检查。视力表悬挂高度应使第 5.0 行与被检眼在同一水平线上。

(2)检查时应遮盖一眼,一般应先查右眼,后查左眼。

(3)视力低于 0.1 者,让其向前移动 1 m,视力为 $4/5 \times 0.1 = 0.08$,依此类推。

(4)被检者眼部距离视力表 1 m 处仍不能辨认最大视标,则视力低于 0.02,应让患者背光而坐,检查者展开手指置于被检者眼前,检查能辨认手指的距离,如于 50 cm 处,则记录为数指/50 cm,若不能辨认手指则查手动,如在 30 cm 处能辨认,则记录为手动/30 cm,若不见手动,则查光感和光定位。

(5)光感和光定位检查应在暗室内进行,一般测量由近及远,直到 6 m 为止。然后再测 1 m 远的光定位,将灯光距被检者眼前 1 m 处,向上、下、左、右、左上、左下、右上、右下及中央 9 个方向移动,被检者眼视正前方,测定能否辨认光源方向。

(三)近视力检查方法

近视力检查方法多采用标准近视力表,有 12 行视标。检查在良好照明下进行,先查右眼,后查左眼,正常眼应在 30 cm 处看清第 10 行,近视力为 1.0,不能看清最上一行,则视力为 0.1 或 0.1 不见。检查距离可由患者自己调整,应注明近点距离。如记录为近视力 1.0/30 cm。

二、临床症状

(一)急性视力减退

急性视力减退指视力可在数小时或数天内急剧较大幅度减退,严重者达眼前指数或光感,单眼者常为眼局部疾病引起,双眼者多为全身疾病引起。常见于以下几点。

(1)视网膜中央动脉栓塞。

(2)视神经疾病:缺血性视盘病变、视盘炎、急性球后视神经炎、视神经外伤、视神经脊髓炎等。

(3)玻璃体与视网膜出血:如视网膜静脉周围炎、视网膜中央静脉血栓形成、眼外伤等。

(4)视网膜脱离。

(5)视中枢病变与功能障碍:如癔症、皮质盲。

(6)全身疾病:高血压、贫血、烟草中毒、头外伤、脑肿瘤等。

(7)急性闭角型青光眼及急性葡萄膜炎等。

(8)角膜炎、角膜溃疡等。

(二)渐进性视力减退

渐进性视力减退呈慢性过程,患者多记不清发病的具体时间和原因。常见于屈光不正、斜视、弱视、慢性眼内炎症、屈光间质浑浊(角膜薄翳、斑翳、虹膜炎后遗症、白内障、玻璃体浑浊)、视网膜病变、视神经疾病及视路疾病等。

(三)远视力减退,近视力正常

(1)近视性屈光不正:加镜片可矫正。

(2)调节过度或睫状肌痉挛,引起短暂性视力减退,经休息或使用睫状肌麻痹药后即可改善。

(3)药物性关系:如眼局部滴用毛果芸香碱或全身应用磺胺类药物等,一般停药后即恢复正常视力。

(4)全身性疾病:如部分糖尿病患者、妊娠中毒、马方综合征等,可通过全身检查证实。

(四)眼底正常,近视力差

(1)轻度远视或老视者验光配镜即可矫正。

(2)扁平角膜:多为先天性眼病。

(3)药物影响:如局部滴用睫状肌麻痹药。

(4)全身因素:如无晶状体、阿迪瞳孔等。

(五)先天性视力不良

先天性视力不良多为眼发育不全,如遗传性眼病。其共同特点为眼结构异常、视力低下。

（1）角膜畸形：如圆锥角膜、扁平角膜、先天性小眼球、先天性小角膜、先天性大角膜及先天性青光眼等。

（2）虹膜及晶状体异常：如多瞳、永存瞳孔膜、无虹膜、虹膜脉络膜缺损、球形晶状体及无晶状体等。

（3）眼底病变：如原发性视网膜色素变性、视网膜劈裂症、遗传性黄斑变性、视盘缺如、视神经萎缩等。

（4）全身病及综合征：如白化病、马方综合征等。

第四节　视觉异常

一、形觉异常

(一)视物变形症

视物变形症即所见物体的形状发生改变。病因有散光、无晶状体眼佩戴高度凸球镜片；视细胞排列扭曲，如中心性浆液性脉络膜视网膜病变、黄斑囊样水肿、视网膜与脉络膜肿瘤、视网膜脱离、后极部玻璃体牵引视网膜前膜及视网膜脱离术后等。

(二)视物显大症和视物显小症

1.视物显大症

视物显大症即所见物体比实际大，病因有以下2个方面。

（1）屈光不正佩戴凸球镜片。

（2）单位面积视细胞增多，如中心性浆液性脉络膜视网膜病变、黄斑囊样水肿、黄斑外伤及出血的后期引起视网膜萎缩。

2.视物显小症

视物显小症即所见物体比实际小，病因有以下3个方面。

（1）近视眼佩戴凹球镜片。

（2）单位面积视细胞减少，如中心性浆液性脉络膜视网膜病变、黄斑囊样水肿引起的视网膜水肿。

（3）颞叶皮质病变也有一过性视物变小。

(三)幻视

幻视即眼前出现虚幻的形象。病因有颞叶肿瘤或精神病。

(四)飞蚊症

飞蚊症指眼前有飘动的小黑影,尤其看白色明亮的背景时症状更明显。病因:生理性病因;玻璃体液化和后脱离;玻璃体变性、炎症和积血;视网膜裂孔。

(五)闪光感

闪光感是一种"内视现象",指在外界无光刺激的情况下看到闪电样亮光。病因:①玻璃体对视网膜的牵拉,如玻璃体后脱离、视网膜脱离前驱期或视网膜下猪囊尾蚴病。②视皮质病变引起中枢视觉异常。

二、光觉障碍

(一)夜盲

夜盲指视力在暗处下降,常见于视杆细胞严重受损。

1.先天性夜盲

先天性夜盲见于视网膜色素变性、白点状视网膜变性、静止型白点状眼底、先天性静止性夜盲、无脉络膜等。

2.后天性夜盲

常见病因有以下几方面。

(1)维生素 A 缺乏。

(2)青光眼。

(3)屈光间质混浊,如周边部角膜病变、晶状体混浊。

(4)视神经或眼底病变,如视神经萎缩、视神经炎、视网膜脉络膜炎、视网膜脱离、高度近视、视网膜铁质沉着症。

(5)与夜盲有关的综合征。

(二)昼盲

昼盲指视力在亮处下降,常见于视锥细胞严重受损。

1.先天性昼盲

其病因为视锥细胞营养不良、黄斑中心凹发育不良。

2.获得性昼盲

其病因为角膜、晶状体中央混浊;黄斑区病变,如老年黄斑变性、黄斑出血;眼内异物存留;药物中毒,如氯喹视网膜病变。

三、色觉异常

色觉是视锥细胞对各种颜色的分辨功能。在明亮处,视网膜黄斑中心凹和黄斑部的色觉敏感度最高,离黄斑越远,色觉敏感度越低,与视锥细胞在视网膜的分布一致。物体的颜色决定于物体反射光或投射光的波长。

色调(色彩)指光谱中一定颜色的名称。亮度指某一色彩与白色接近的程度,越近白色越明亮。

解释色觉的学说,目前主要是 Young-Helmholtz 提出的三原色学说。由于视锥细胞的感光色素异常或不全而出现的色觉紊乱称为色觉异常。

(一)分类

色觉异常按病因分为先天性色觉异常和后天性色觉异常。

1.先天性色觉异常

先天性色觉异常是性连锁隐性遗传性疾病,视力多良好。可进一步分为一色性色觉(全色盲)、二色性色觉(红色盲、绿色盲和青黄色盲)和异常三色性色觉(红色弱、绿色弱和青黄色弱)。

2.后天性色觉异常

后天性色觉异常是由于视网膜、脉络膜和视路的任一部分病变或损伤引起的。常伴视力障碍。也可分为红绿色盲和青黄色盲或色弱。一般视神经疾病为红绿色盲或色弱,视网膜和脉络膜疾病为青黄色盲或色弱,严重者可为全色盲。凡从事交通运输、美术、化学、医药专业的工作者,必须具备正常的色觉。色觉检查是服兵役、升学、就业前体检的常规项目。白内障患者术前色觉检查可以测定视锥细胞功能,估计术后效果。

(二)检查方法

1.假同色图

假同色图也称色盲本。在同一幅色彩图中,既有相同亮度不同颜色的斑点组成的图形或数字,也有不同亮度相同颜色的斑点组成的图形或数字。正常人以颜色来辨认,色觉异常者只能以亮度来辨认。检查在自然光线下进行,检查距离为 0.5 m,一般双眼同时检查,被检查者应在 5 秒内读出图形或数字,按册内规定判断患者为正常或异常,如为异常,可进一步分辨其为全色盲、绿色盲、红色盲、红绿色盲或色弱。

2.FM-100 色彩试验

其由 93 个不同波长的色盘(波长为 455~633 m/μm)固定在 4 个木盒里,可用作色觉异常的分型和定量分析。检查时,嘱被检查者按颜色变化规律顺序排列色盘,每盒限定时间为 2 分钟,记录编号并记分、做图。正常眼的图形为接近内圈的圆环形图,色觉异常者在辨色困难时,部分图形可向外移位呈齿轮状。

3.法恩斯沃思色相配列试验

法恩斯沃思色相配列试验检查方法基本同上,可测定色觉异常的类型和程度。

4.Nagel 色觉镜

Nagel 色觉镜利用红光与绿光适当混合形成黄光的原理进行检查。正常眼,红与绿有一定的匹配关系,红色觉异常者,红多于绿;绿色觉异常者,绿多于红。根据被检查者调配红与绿的比例,可判断各类色觉异常。

(三)治疗

先天性色觉异常无治疗方法。后天性色觉异常主要治疗原发疾病。

第五节 复视及视疲劳

一、复视

复视是将一个物体看成分开的两个物体的现象。复视可分为单眼复视和双眼复视。

(一)单眼复视

1.病因

其常见原因为外伤性晶状体半脱位和各种原因所致的双瞳。

2.临床表现

(1)晶状体半脱位:眼球挫伤使晶状体悬韧带部分断裂,致晶状体半脱位,出现单眼复视,在瞳孔区可清晰看到部分晶状体赤道部,虹膜震颤。

(2)双瞳:虹膜根部切除时过多地切除虹膜,或外伤引起大范围的虹膜根部离断等均可引起双瞳而致单眼复视。

(二)双眼复视

1.病因

炎症性、中毒性、代谢性、血管性、外伤性及肿瘤压迫等因素使 1 条或多条眼外肌部分或完全麻痹引起麻痹性斜视,从而导致双眼视物成双,即复视。

2.临床表现

(1)复视:因受累眼肌不同可产生同侧复视和交叉性复视,前者为外转肌(外直肌、上斜肌、下斜肌)麻痹时,眼位向鼻侧偏斜,后者为内转肌(内直肌、上直肌、下直肌)麻痹时,眼位向颞侧偏斜。

(2)眼球运动受限:眼球向麻痹肌作用方向运动时明显受限。

(3)代偿性头位:头向麻痹肌作用方向偏斜,以减小复像间距离。遮盖一眼则代偿性头位消失。

(4)眼性眩晕与步态不稳:因复视所致。遮盖一眼时症状消失。

(5)斜视角不同:第二斜视角大于第一斜视角。

二、视疲劳

(一)概述

视疲劳是常见眼部症状,并非独立的眼病,是由于眼或全身器质性和功能性因素,以及精神因素交织的、错综复杂的以自觉症状为主的综合征。

视疲劳是指近距离工作或阅读容易发生眼睛疲劳现象。持久地用眼,正常人无疲劳感,而有疲劳者常出现眼疲劳、视蒙、复视、眼困倦、头痛的症状,甚至发生恶心、呕吐。通常眼睛视觉活动是下意识的功能,如果视觉器官功能正常和身体精神状态良好,人们可以在无意识控制下完成近距离工作。但是如果视觉器官或身体存在缺陷,为了能完成近距离的工作,就会有意识地控制或克服眼睛出现前述的症状,导致眼疲劳、精神紧张而被迫停止工作。

(二)病因

1.眼部因素

(1)调节性视疲劳:常见于中度以上的远视眼,也常发生于各种屈光不正的散光眼、调节衰弱和紧张者。

(2)肌性眼疲劳:由于眼外肌不平衡所致的眼疲劳,常见于隐斜、斜视、眼外肌不完全麻痹。

(3)集合性视疲劳:集合功能不足或过强都会发生。

(4)症状性视疲劳:是某些眼病或全身性疾病引起的视疲劳。

2.全身性因素

多数学者认为,视疲劳的发生和发展与个人体质及精神心理因素有密切关系,如甲状腺功能亢进、贫血、高血压、低血压、更年期、病后或手术后恢复期、过劳睡眠不足、营养不良等有明显视疲劳症状出现。

3.环境因素

(1)照明光线:照明光线引起的视疲劳与光线强度、分布、稳定性、颜色有关系。

(2)工作物或阅读文字的大小、对比度、稳定性、排列的密度等与视疲劳有密切关系。

(3)电脑终端操作者易发生视疲劳。

(三)症状

1.视觉症状

视力下降、复视、调节功能异常。

2.感觉症状

眼胀痛,头痛或偏头痛,怕光,眩晕,注意力不易集中,记忆力减退,多汗,心烦,失眠,胃肠功能欠佳。

(四)诊断

(1)问诊:耐心听取视疲劳的发生和发展及诊疗经过。

(2)常规眼部检查及验光。

(3)调节功能检查:近点距离,持续时间,调节时间。

(4)眼外肌功能检查。

(5)体格检查:有无全身器质性或功能性变化。

(6)环境调查:详细了解工作和生活环境。

(五)治疗

(1)矫正眼屈光不正:包括验光,以及对原眼镜定性、定量、定轴。

(2)视轴矫正:眼外肌训练,增强融合力,扩大融合范围。

(3)治疗眼病或全身性疾病。

(4)药物治疗:B族维生素、维生素 E 等。

(5)加强营养,增强体质,参加文体活动,消除神经紧张和忧郁。

(6)心理辅导,增强抗病信心与合作能力,消除恐惧感。

(7)改善不良的工作环境和生活节奏。

第三章　眼眶疾病

第一节　眼眶炎

一、眶蜂窝织炎

眶蜂窝织炎为眶内软组织的急性化脓性炎症,重症可导致视力丧失、颅内蔓延或败血症而危及生命。本病是由化脓性细菌感染引起,致病菌以金黄色葡萄球菌和溶血性链球菌多见,其他细菌有流感杆菌、白喉棒状杆菌、大肠埃希菌和厌氧菌等。多由邻近组织的化脓性病灶引起,如鼻窦、眼睑、颜面、牙槽或海绵窦炎症,或脓性栓子血行感染,也可通过眼眶穿通伤直接感染或植物性异物滞留所致。

(一)临床表现

(1)起病急骤,常伴有全身症状,如发热、寒战、周身不适、食欲缺乏。外周血嗜中性粒细胞增多。

(2)眶区疼痛,眼球触痛或眼球转动痛。

(3)眼睑红肿、血管扩张。球结膜高度充血、水肿。

(4)眼球突出和眼球运动障碍,严重者眼球突出固定。

(5)视力减退:眼底视盘水肿、视网膜出血和静脉扩张,以及视神经萎缩均可引起视力减退,甚至视力完全丧失。

(6)眼眶炎症沿血行或直接向周围组织结构蔓延的临床表现:海绵窦血栓形成、脑膜炎、眼内炎、坏死性巩膜炎、败血症等。

(7)眶内脓肿:炎症局限可形成眶内脓肿,需要手术切开引流治疗。

(二)诊断

(1)具有典型的临床表现。

(2)超声探查见眶内脂肪密度增高、眼外肌肿大、眼球筋膜水肿,脓肿显示呈边界清楚的低回声区。

(3)计算机体层显像(CT)可发现脂肪密度增高、眼睑水肿、眼环增厚、眼外肌肥大、鼻旁窦的炎症、骨膜炎等。可对眶内脓肿进行定位。

(4)血常规检查见白细胞计数增多、中性粒细胞比例增加。

(三)鉴别诊断

1.脓毒性海绵窦栓塞

本病起病急骤,发展迅速,头痛寒热,周身不适。眼部症状与全身症状同时出现。双眼先后发病,表现为眼睑和球结膜的高度水肿,以及静脉扩张、眼突出、眼球运动障碍或眼球固定,角膜、眼睑、眶上区痛觉丧失、眼底静脉扩张,视盘水肿和视力减退。海绵窦段颈内动脉交感神经丛受侵犯,发生 Horner 综合征,甚至出现瞳孔缩小。而眶蜂窝织炎一般限于单侧,对侧的瞳孔反射及视神经盘均正常。

2.眶骨炎与骨膜炎

眶缘骨炎与骨膜炎时局部红肿、疼痛、烧灼感,眼球向病变对侧移位,转动时轻度受限;脓肿形成时可见充血性肿物,有波动感;破溃后形成瘘管,经久不愈。眶中部骨炎与骨膜炎时有眼球后深部疼痛及压痛;眼球突出,并向病变对侧移位,眼球运动障碍明显。眶尖骨炎与骨膜炎时眼球后部疼痛及压迫眼球时疼痛加剧;可伴有眶上裂综合征;早期视盘水肿,晚期视神经萎缩;与眶蜂窝织炎有时鉴别困难。

3.眼球筋膜炎

浆液性眶筋膜炎多发生于双眼,突然发生,发展较快。可有疼痛,球结膜水肿、充血,可有眼球运动障碍。化脓性眶筋膜炎时眼球疼痛、水肿、眼球突出、眼球运动障碍,比浆液性眶筋膜炎严重。

(四)治疗原则

(1)应做细菌培养,包括血、鼻、喉腔和鼻旁窦的培养。如有脑膜刺激症状及双侧眼睑肿胀,应做脑脊液培养。

(2)在未查明病原体之前,应尽早使用大剂量广谱抗生素静脉滴注,全身抗生素应持续应用2周。

(3)待细菌培养有结果后,根据药敏试验结果选择有效药物。

(4)脓肿形成后切开引流,必要时行脓腔内抗生素灌洗。

二、急性眶骨炎与眶骨膜炎

急性眶骨炎与眶骨膜炎是发生于眼眶骨和骨膜的炎症。可单独发生,也可同时发生。原发性骨膜炎最多见。多由鼻旁窦的炎症通过血管周围间隙或较薄的眶壁直接蔓延而来。也可见于猩红热、百日咳患者。

(一)临床表现

根据病变所在位置的不同可有不同的临床表现。

1.眶缘骨炎与骨膜炎

(1)局部红、肿、触痛。

(2)眼球向病变对侧移位。

(3)脓肿形成时可扪及有波动性肿物,破溃后形成瘘管,经久不愈。

2.眶中部骨炎与骨膜炎

(1)病灶位于眶缘与眶尖之间,有深部疼痛及压痛。

(2)眼球突出,眼球运动障碍。

3.眶尖部骨炎与骨膜炎

(1)视力减退。

(2)眼球后部疼痛及压迫眼球有压迫痛。

(3)可伴有眶上裂综合征、眶尖综合征及视神经受压症状。

(二)诊断

(1)主要根据病史和临床表现进行诊断。

(2)X线检查多显示正常,或有鼻旁窦密度增高。CT扫描显示病灶区骨膜下积液、骨膜肥厚和骨破坏征象。

(三)鉴别诊断

1.眶结核性骨膜骨髓炎

病程缓慢,多见于儿童、体弱及有结核病史或结核病家族史者。表现为眶缘局部隆起的边缘不清的软性肿物,有波动感。肿物破溃,可见米汤样液体及干酪样沉淀物溢出,溢液中可查见结核分枝杆菌。形成的瘘管经久不愈。皮肤结核菌素试验阳性。X线及CT检查可见眶骨破坏或骨硬化。组织病理检查发现干酪样肉芽肿。

2.泪腺瘘管

常开口于上眼睑外上方,瘘孔周围皮肤受瘘孔流出液的刺激而发生糜烂。

如有继发感染,可形成脓瘘。无骨质破坏。

(四)治疗原则

(1)应用广谱抗生素治疗。

(2)对脓肿及骨膜下积液行切开引流。

(3)清除坏死骨组织,切除瘘管。

三、眼球筋膜炎

眼球筋膜后起自视神经周围,向前至角膜缘附近。筋膜炎是发生在这层膜上及其囊内的炎症。眼外肌穿过筋膜,附着于巩膜表面,所以筋膜炎可有眼肌症状。临床上比较少见。一般分为浆液性和化脓性两种。前者多伴有风湿性关节炎、结节性动脉炎、红斑狼疮、复发性多发性软骨炎等全身免疫性疾病。后者多因眼球或邻近组织的化脓性炎症,或因局部外伤感染而引起,可伴有流行性感冒、肺炎或白喉等疾病。

(一)临床表现

1.浆液性

(1)多发生于双眼。

(2)发病急,进展较快。

(3)眼部疼痛,球结膜水肿、充血。

(4)如累及眼外肌,可有眼球运动障碍,且疼痛加剧。

(5)如发生于眼球后部,可有眼睑和结膜水肿,压痛较轻,轻度眼球突出,明显的眼球运动障碍。

(6)视力一般不受影响。

(7)超声扫描可发现眼球壁外弧形暗区。CT扫描可见眼球壁增厚。

2.化脓性

(1)眼部疼痛、水肿、眼球突出及眼球运动障碍,比浆液性眼球筋膜炎严重。

(2)多能查到原发化脓灶。

(3)可有视力下降。

(4)有时脓液积存于结膜下,可在眼前部结膜下看到黄白色脓点。

(5)可引起眶内脓肿或眼内炎症。

(二)诊断要点

(1)浆液性筋膜炎多为双侧,化脓性筋膜炎为单侧。

(2)发病急,进展快,眼部疼痛,结膜水肿、充血,眼球运动受限。

(3)眼部超声检查可发现眼球壁外弧形暗区。

(4)CT扫描可显示眼环增厚。

(三)鉴别诊断

眶蜂窝织炎:为眶内软组织的急性化脓性炎症。起病急骤,出现发热、寒战、周身不适等全身症状,眶区疼痛,压迫眼球或眼球转动时疼痛加重。眼睑红肿、发硬,血管扩张。球结膜高度水肿,眼球突出,眼球运动障碍,严重者眼球固定。眼底视盘水肿、视网膜出血和静脉扩张。如累及视神经,可发生视力减退及视神经萎缩。

(四)治疗

1.浆液性

全身及眼部应用糖皮质激素治疗,局部应用抗生素。

2.化脓性

以广谱抗生素治疗为主。局部可行热敷及其他对症治疗,脓肿形成后应及时切开引流。

四、眼眶结核

眼眶结核指结核分枝杆菌感染眶缘骨膜或眶内其他组织。分原发和继发两种。原发者结核分枝杆菌经血运至眼眶,继发者由鼻旁窦、眼球、泪腺或泪囊的结核直接蔓延而来。本病好发于儿童和青年人,外伤常为诱因。多发生在眼眶外上和外下部位,呈慢性过程,最终皮肤破溃,形成瘘管,久治不愈。患者一般无活动性肺结核。

(一)临床表现

(1)结核性骨膜炎多发生于儿童的眶外上缘或外下缘。局部红肿,如波及眼睑,可引起上睑下垂。

(2)病程进展缓慢,可达数周或数月。

(3)扪诊可发现骨膜肥厚、压痛。眶缘不整齐,可扪及边界不清楚的软性肿物,有波动感,可形成寒性脓肿,缺乏明显的充血、水肿。

(4)肿物可破溃,溢出米汤样液体及干酪样坏死物。溢液中可发现结核分枝杆菌。破口可形成瘘管,屡愈屡破,形成大量瘢痕组织,愈合后皮肤与骨膜粘连,可引起睑外翻。

(5)成年人可在眶内形成结核瘤,病变进展缓慢,初起有疼痛、溢泪,数月后出现眼球突出。位于眶前部的可扪及肿物,眶深部的可误认为炎性假瘤。可伴有眼球运动受限。常需要活体组织检查,以明确诊断。

(6)继发于眼球周围结构的结核,其原发病变更为明显,如泪腺肿大、泪囊炎或鼻旁窦炎。

(7)X线或CT检查可见眶骨破坏或骨硬化。

(二)诊断

(1)主要根据眶部改变进行诊断,出现骨膜增厚、寒性脓肿。

(2)有瘘管形成,溢出米汤样液体,内有结核分枝杆菌。

(3)结核菌素试验阳性。

(4)CT显示眶骨破坏。

(三)鉴别诊断

1.眼眶部的其他感染

一般有红、肿、热、痛等急性炎症的表现。

2.泪腺瘘管

常开口在上眼睑外上方,瘘孔周围皮肤受瘘孔排出液的刺激而发生糜烂。如有继发感染,可形成脓瘘。无骨质破坏。

(四)治疗原则

(1)抗结核药物治疗。

(2)手术切除腐骨及瘘管。

五、眶真菌性炎症

眶真菌性炎症指在人体抵抗力降低时,真菌引起眼眶感染。多种真菌均可侵犯眼眶,但较常见的是毛霉和曲霉。此类感染源于腭、鼻和鼻旁窦。毛霉感染常见于糖尿病、癌症及其他免疫功能低下的患者,病理改变为组织坏死,对眼眶组织破坏性很大;曲霉感染常见于健康个体,病理改变为炎性肉芽肿,病程较慢。但偶可见发生于免疫受损患者的暴发型,病理改变为出现组织坏死表现。

(一)临床表现

1.可因病变的位置不同而异

眼眶前部感染时,眼球向对侧移位,并可扪及肿物,肿物与皮肤粘连。病变发生于眶后部的出现眶尖综合征,视力减退,眼球轴性突出,眼内、外肌麻痹,上睑下垂,结膜水肿,面部疼痛。

2.眼眶毛霉菌感染

常表现为眶尖综合征,引起眼外肌麻痹、眼球突出和视力下降,还可有视神经炎、视网膜炎、视网膜中央动脉和睫状动脉阻塞。患者还可能有鼻甲、鼻中隔、眼睑和面部皮肤坏死和结痂。

3.眼眶曲霉菌感染

早期无明显表现,眼球突出常为其第一特征,病变发生于眶前部者,眼睑肿胀、充血、隆起,皮下有硬性肿物,不能推动,渐进性、非轴性眼球突出,眼球移位,向病变方向运动受限。累及视神经时,引起视盘水肿、萎缩,视网膜静脉扩张,视力下降。少数免疫功能受损患者可引起组织坏死及眶组织脓肿。

(二)诊断

(1)临床诊断困难,炎性肉芽肿内或脓液中发现真菌菌丝及真菌培养阳性可明确诊断。

(2)CT扫描显示与鼻旁窦病变相连接的高密度块影,伴有骨破坏。

(三)鉴别诊断

(1)与其他原因引起的眶尖综合征相鉴别:本病的病理检查可发现真菌菌丝。

(2)与其他原因引起眼球突出相鉴别。

(四)治疗

(1)抗真菌药物长期治疗,如两性霉素B、氟康唑等抗真菌药物合理应用,疗程一般为1～3个月。

(2)手术切除较大的肉芽肿组织。

六、眶梅毒

眶梅毒由梅毒螺旋体侵犯眼眶,发生眶骨炎、骨膜炎或树胶肿,均见于梅毒的第三期。本病已很少见。

(一)临床表现

(1)发生于眶缘的梅毒性骨膜炎多位于眶上缘,局部肥厚、肿胀。伴疼痛和压痛,有时有三叉神经痛。

(2)眶后部骨炎、骨膜炎发生于眶顶,可有疼痛,夜间加重,有压痛。

(3)伴有树胶肿性浸润的眶梅毒可引起眼睑及球结膜水肿、眼球突出和眼球运动障碍。角膜感觉迟钝,常伴发虹膜炎、巩膜炎和视神经炎等。

(4)如病变累及视神经,会导致视力减退,以及视盘水肿、萎缩。

(5)病变侵犯眼外肌,则发生眼球转动受限及复视。

(二)诊断

(1)有不洁性病史和全身其他部位梅毒的临床表现,如下疳、皮疹等。

(2)梅毒血清学检查阳性。

(3)眶部疼痛、视力减退、眼球突出、眼球运动受限等。

(4)CT 显示骨膜肥厚、骨破坏、眶内软组织块影。

(三)鉴别诊断

眼眶结核:有结核接触或结核病史。如为眶结核,眶内软组织受累后引起无痛性、进行性眼球突出。如为眶结核性骨膜炎,则肿物可破溃,溢出米汤样液体及干酪样坏死物。

(四)治疗原则

青霉素及广谱抗生素均有效。

第二节　眼眶血管畸形

一、眼眶静脉曲张

眼眶静脉曲张是常见的眶内血管畸形。其畸形血管由大小不等的静脉构成,输入和输出血管均为静脉。畸形血管间缺乏或很少有增生的纤维组织联系。临床以体位性眼球突出为特征。分为原发和继发两种。原发者缺乏明显的前驱因素,静脉畸形扩张;继发者因静脉内压力增高,驱使静脉增粗、迂曲。一般眶静脉曲张指原发者,其发生原因尚不明了,可能与胚胎时期血管发育异常有关,异常静脉呈囊状、蜂窝状或迂曲扩张,临床上比较多见。

(一)临床表现及分型

(1)典型体征是一侧性体位性眼球突出,常在低头、弯腰、咳嗽和憋气等颈内静脉压增高时发生眼球突出。多为轴性突出。眼球突出后出现眶内压增高的症状,如眶区胀痛、恶心、呕吐、眼睑遮盖眼球,短暂性视力减退、复视、眼球运动障碍等。抬头直立后上述症状可消失。

(2)由于长期眶内静脉充血,压迫脂肪组织,使之吸收,体积减小,直立时发生眼球内陷。

(3)婴幼儿时期发生的体位性眼球突出,扩张的眼上静脉压迫眶上裂,使之扩大,颅腔与眶腔沟通,引起眼球搏动。

(4)曲张的静脉偶可破裂出血,突发眼球突出,与体位无关。持续存在不能缓解,同时伴视力丧失、眼球固定、眼睑不能上举、恶心、呕吐,出血可弥散至结膜下或皮下。

(5)眶尖部出血或血栓形成部可导致视力丧失和视神经萎缩。

(二)诊断

1.临床表现

典型的体位性眼球突出。

2.超声检查

头高位时探查显示正常。在颈部加压后,眼球向前突出的同时,球后脂肪内出现圆形、管状或形状不规则、大小不等的透声区,去除加压,眼球复位的同时,声腔消失。

3.CT 扫描

头高位时,可为正常表现或有静脉石,压迫颈内静脉,眶区出现软组织密度块影。

4.眼静脉造影

显示眶内造影剂斑块。

(三)鉴别诊断

与眼球突出的其他情况相鉴别。

(四)治疗原则

(1)症状轻者,不必进行损伤性治疗。注意避免低头用力、咳嗽、便秘等一切引起眼球突出的诱因。

(2)疾病进展较快、症状明显、影响正常生活和工作时,应予以处理。眶前部病灶适用于硬化剂注射治疗或手术切除。眶后部特别是肌锥内静脉曲张,应慎重考虑手术治疗。手术进路采用外侧开眶,切除紫红色病变,栓塞与海绵窦的通路。

二、颈动脉-海绵窦瘘

颈动脉-海绵窦瘘为颈动脉与海绵窦之间发生异常交通。常见原因：①外伤，可因颅底骨折或头部轻微外伤所致。②自发性，颈内动脉及其分支或颈外动脉的动脉硬化，以及动脉瘤或其他动脉壁病变，自发形成裂隙或破裂，主干或分支血液直接流入海绵窦。③先天性，颈内动脉分支与海绵窦间存在着由于胚胎动脉或动、静脉交通畸形，或先天性动脉壁薄而后破裂等所引起。如果形成的瘘口大，血液流量大，称为高流量瘘。如果形成的瘘口小，血液流量小，称为低流量瘘。

(一)临床表现

1.症状和体征

虽然颈动脉-海绵窦瘘的原发部位在颅内，但其症状和体征多表现在眼部。

2.不同程度的眼球突出

高流量瘘且伴有与心跳同步的搏动，眶前区闻及吹风样杂音。眼球突出方向为轴性或稍向下移位。压迫同侧颈动脉，搏动与杂音均消失。低流量瘘时搏动性眼球突出与血管性杂音均不明显。

3.巩膜表面静脉扩张

高流量瘘形成后，即刻出现明显结膜水肿和静脉扩张，低流量瘘则逐渐缓慢产生。巩膜表面静脉迂曲扩张，从角膜缘到穹窿部呈放射状排列，为深红色。

4.复视及眼球运动障碍

动眼、滑车、展神经不完全麻痹，其中展神经不完全麻痹最多见。

5.眼压增高

巩膜静脉窦充血伴轻度或中度眼压增高。

6.眼底改变

视盘水肿，视网膜中央静脉扩张，压迫眼球可见静脉搏动。视网膜常有少量出血。

7.视力下降

不多见。可由视网膜出血、眼压升高或脉络膜脱离而引起。高流量瘘时，眼动脉中血流可反流，长期缺血缺氧，可导致视神经萎缩、白内障和角膜变性，视力丧失。

8.头痛

约有半数患者主诉患侧头痛及眼眶痛。

（二）诊断

1.临床表现

根据头部外伤史、搏动性眼球突出和血管杂音、眼球表面静脉扩张和视网膜中央静脉压增高等临床表现可以诊断。

2.超声检查

可显示眼上静脉扩张与搏动、静脉血逆流、脉络膜脱离和眶内软组织结构肿胀4种特征。

3.CT扫描

可见眼上静脉扩张，海绵窦扩大。

4.数字减影血管造影

可显示颅内血管畸形，可清晰显示各级血管及其相互联系，可以确诊。

（三）鉴别诊断

（1）眶内动-静脉畸形：虽然症状和体征相似，但血管造影无颈动脉和海绵窦之间的交通。

（2）眶内静脉扩张。

（3）海绵窦血栓性静脉炎。

（四）治疗

1.低流量瘘

可自发痊愈，可反复压迫颈内动脉，促进痊愈过程。因此，对病情轻微者只需随诊观察。

2.高流量瘘

可通过股动脉或眼上静脉介入性栓塞治疗。

3.继发青光眼

以药物降低眼压，必要时行眼外滤过手术。

三、动静脉血管瘤

动静脉血管瘤是胚胎时期血管形成缺陷造成的先天性动、静脉血管畸形。由动脉和静脉两种成分构成，两种血管之间为异常的小动脉、小静脉和动、静脉直接交通而成的血管团。

（一）临床表现

（1）畸形血管发生于眼眶前部或波及眼睑时，眼睑可呈不规则隆起，可扪及搏动性或震颤性肿物,皮下静脉迂曲扩张,压迫后肿物体积缩小。

(2)畸形血管位于球后者,引起搏动性眼球突出和血管杂音。开始时眼球突出程度较轻,逐渐进展,严重时眼球脱出于睑裂之外。

(3)多数患者眼底正常。可发生视盘水肿或萎缩。如伴有视网膜动静脉血管畸形,可见血管高度迂曲扩张和异常吻合,视网膜水肿、渗出和出血。

(4)伴有颅内动静脉血管瘤者,可引起脑出血、癫痫、头痛及进行性神经功能障碍。大量出血引起颅内压急剧增高,可表现为突然头痛、恶心、呕吐、意识丧失而引起脑疝,甚至死亡。也可有后遗偏瘫、半身感觉障碍、失语等神经缺失。

(二)诊断

1.临床表现

根据搏动性眼球突出,血管杂音,紫红色肿物,结膜血管曲张、水肿,眼底可见畸形血管,且常伴有脑症状即可诊断。

2.超声检查

超声检查显示眶内形状不规则、边界不清的占位病变,肿物明显搏动,压迫变形。彩色多普勒超声可显示眶内动脉血流入静脉内。

3.CT 扫描

CT 扫描显示眶内可见形状不规则的高密度块影,强化后血管显示为粗大的高密度条影,之间有不强化的间隔影。

4.血管造影

血管造影可显示颈内、颈外动脉系统的血管畸形。

(三)鉴别诊断

1.眶内动静脉瘘

搏动性眼球突出,眼球可还纳。超声检查见搏动的眼上静脉扩张。血管造影动脉期显示海绵窦及眼上静脉。

2.眼内供血丰富的肿瘤

搏动性眼球突出,眼球不能还纳。血管造影动脉期显示粗大眼动脉,动静脉期显示肿瘤,静脉期显示肿瘤及眼上静脉。

(四)治疗

(1)治疗困难,药物治疗无效。

(2)需手术治疗。先结扎或栓塞供血血管,然后切除肿物。一般血管栓塞后2周内进行第二次手术为宜。

四、眼眶动脉瘤

眼眶动脉瘤分为原发和继发两种。发生于眼眶的动脉瘤非常罕见。常见原因：①先天因素，局部血管壁薄弱，甚至缺乏肌层，可形成动脉瘤。②血管病，高血压和动脉硬化管壁发生病变，形成动脉瘤。③外伤、细菌感染、损伤血管壁也可引起动脉瘤，但甚为少见。眼眶动脉瘤多为颅内动脉瘤经眶上裂扩展到眶内。

(一)临床表现

1.原发于视神经管和眶尖部的动脉瘤

原发于视神经管和眶尖部的动脉瘤主要症状为视力减退、眶深部痛、头痛、视神经萎缩和眼球运动障碍。眼球突出常不明显，动脉瘤破裂可引起眶内大出血，急性眶内压升高，视力丧失，眼球突出，眼球固定，眼睑肿胀，皮下出血。

2.继发于颅内的动脉瘤

多发生于颈动脉的海绵窦前段和前床突下段，向眶上裂方向发展，延伸入眶尖部。常引起眼球轻度突出及眼球表面充血，眼球运动障碍。也可压迫视神经导致视力丧失。

(二)诊断

1.临床表现

临床甚为少见，其临床表现类似占位性病变或动静脉血管畸形，诊断比较困难。

2.X线及CT扫描

X线及CT扫描显示视神经管扩张或眶上裂扩大。可见高密度肿物，强化非常显著。可见骨压迫。

3.超声检查

可见眶尖囊性搏动性肿物。

4.数字减影血管造影

可以特异性地显示血管瘤的动静脉属性、供血情况及受累范围。

(三)鉴别诊断

应与引起眼球突出的其他情况相鉴别。

(四)治疗

1.动脉瘤的蒂结扎

数字减影血管造影发现动脉瘤的蒂，并予以结扎。

2.手术切除

手术切除可用于颅内动脉瘤患者的治疗。

3.介入治疗

安全性相对较高,选择性强,微创,但价格较高。

五、眶内动-静脉瘘

本病极为罕见,多因锐器自前方刺入眶尖部,损伤眼动脉和眼上、下静脉,形成动静脉异常交通。也可能是头颈部动静脉畸形的一部分。

(一)临床表现

与颈动脉-海绵窦瘘相同,但较轻缓。

(二)诊断

(1)根据外伤史、临床表现可以诊断。

(2)影像学特征:超声检查和 CT 可显示眼上静脉扩张、眼外肌肥大等继发性改变。数字减影血管造影可显示动静脉之间的瘘孔。根据动脉造影结果可以确诊。

(三)鉴别诊断

(1)眶内静脉扩张。

(2)海绵窦血栓性静脉炎。

(3)颈动脉-海绵窦瘘症状和体征相同,但较重。血管造影会发现在动脉与海绵窦之间发生异常交通。

(四)治疗

(1)多数病例无严重后果,不需要手术治疗。

(2)如体征明显,可利用脱离性球囊堵塞眼动脉。

第三节　格雷夫斯眼病

格雷夫斯眼病是单、双侧眼球突出的最常见原因,除具有眼部体征外,还可伴有不同程度的甲状腺症状。目前其发病机制不清,治疗困难。一般认为是一种与遗传相关的自身免疫性疾病。中青年发病较多,女性多于男性。

一、临床表现

(1)自觉眼胀、流泪、异物感、视疲劳、复视、视力下降等。患眼呈凝视状态,瞬目减少。部分患者可有干眼症状。

(2)眼睑肿胀、眼窝消失。上睑退缩,向下注视时上眼睑迟落。

(3)眼外肌梭形肥大,肌腱一般不受累。眼外肌运动障碍和复视。其中下直肌最易受累,其次为内直肌、外直肌和上直肌。

(4)眼球突出:为单侧或双侧的轴性突出,晚期向下方突出多见。严重时因眼球突出、睑裂闭合不全致浅层点状角膜病变、角膜溃疡、角膜穿孔。

(5)眶尖部肌肉肥大;水肿压迫视神经,导致视力下降、视盘水肿。轻度眼球突出也可能使眼肌压迫视神经。

(6)可伴有甲状腺功能亢进的表现,如脉率加快、皮肤干燥、黏液水肿,有时会有心律失常。

二、诊断

(一)特征性的甲状腺相关性眼征

双侧或单侧眼球突出,眼睑退缩,凝视;上睑下落迟缓,瞬目反射减少;限制性眼外肌病。眼肌肥大;直肌止端处血管增多;眼睑结膜充血、水肿,眶内组织肿胀等。

(二)影像学检查

CT水平结合冠状扫描可显示眼肌病变的位置、长度和厚度,球后脂肪透明,并可与其他引起眼球突出的病变进行鉴别。

(三)甲状腺功能的实验室检查

了解甲状腺功能及免疫功能水平。可选做血清三碘甲腺原氨酸(T_3)、四碘甲腺原氨酸(T_4)和促甲状腺激素受体抗体的测定。

三、鉴别诊断

(1)应与引起眼球突出的眼眶肿瘤、血管畸形、炎性假瘤、颈动脉海绵窦瘘,以及外伤所致的出血、气肿等相鉴别,主要根据病史、临床表现和影像学检查结果进行诊断。

(2)眼压升高时,应与原发性青光眼相鉴别:格雷夫斯眼病引起的眼压升高与眼球突出程度明显有关。

四、治疗原则

（1）病程在6个月内，无明显症状时，可先观察，暂不治疗。

（2）具有眼睑症状时：有异物感时，可滴用人工泪液、抗生素滴眼液，睡眠时涂抗生素眼膏。如果眼睑水肿，睡时应抬高床头。当病情稳定6～8个月，肌肉炎症和甲状腺功能亢进回退，为矫正眼睑回缩，可采用提上睑肌延长术、Müller肌切除等手术。

（3）眼球突出不伴有角膜暴露和视力减退时可先予以观察，当引起眶内压明显增高时，应及时治疗。①免疫抑制剂：对于活动期患者可采用口服、静脉输入及球结膜下注射方式给予糖皮质激素。一般采用大剂量疗法，以口服泼尼松为例：首次剂量为2～2.5 mg/kg，早晨8点顿服。每3天减量，每次减20 mg，至每天60 mg后，每5天减量，每次减10～40 mg后，采用隔天口服，每5次减量5 mg，至每天30 mg，每5次减量2.5 mg。以后维持量2.5 mg，至10个月终止疗程。环孢素5～10 mg/(kg·d)，不但可改善眼球突出，还可恢复眼肌和视功能。对于非急性眶压增加病例，免疫抑制剂无明显效果。②眶内放射治疗：是一种非特异性的抗感染治疗，适用于初发活动期患者，显效时间为治疗后的几天到几周，部分患者需几个月。③放射与激素联合治疗：适合于重度患者。

（4）眼外肌侵犯时：①对于初起和活动期患者，给予糖皮质激素治疗。②为了克服复视，可戴用三棱镜。③手术治疗：当有明显复视、眼球运动受限、代偿头位时，可考虑手术。

（5）角膜侵犯时：①采取保护角膜措施，戴湿房镜或简便潜水镜，滴人工泪液，涂抗生素眼膏，保持角膜湿润。②预防感染：局部或全身应用广谱抗生素。对于暴露性角膜炎、角膜溃疡的患者，应用敏感药物行结膜下注射。③睑裂缝合。④行眼眶减压术。

（6）视神经侵犯：①糖皮质激素冲击疗法。②眶内放射治疗。③眼眶减压术：切除眶下壁和内壁，可缓解视神经的压迫。

（7）目前，格雷夫斯眼病尚缺乏根治方法，目前的治疗措施主要是针对其发病机制某一环节或对症治疗；糖皮质激素治疗应谨慎，选择好适应证，除外禁忌证，防止并发症和视功能的丧失。

第四节 眼眶肿瘤

眼眶肿瘤种类繁多,肿瘤可原发于眼眶组织,也可由邻近组织蔓延而来,或为远处的转移癌。

一、皮样囊肿和表皮样囊肿

皮样囊肿和表皮样囊肿是胚胎期表皮外胚层植入形成的囊肿,是一种迷离瘤。多见于儿童,发生于青年人或成年人者多位于眶隔以后囊肿。囊肿由囊壁和囊内容物组成。皮样囊肿的囊壁为角化的复层鳞状上皮、毛囊和皮脂腺,囊腔含有脱落上皮、毛发及皮脂腺分泌物。表皮样囊肿的囊壁仅有表皮,囊腔内为角蛋白填充。

(一)临床表现

囊肿常位于外上或内上眶缘,增长缓慢,触诊为圆形肿物,表面光滑,无压痛,可推动,也可固定。囊肿如压迫眼球,可引起屈光不正,如侵蚀眶壁,可使眶顶或外壁缺损,并容易沿骨缝向颅内或颞窝蔓延。位于眶深部的囊肿,常表现为渐进性眼球突出并向下移位,偶尔囊肿破裂,引起严重炎症,颇似眶蜂窝织炎。

(二)诊断

根据病史及临床表现可作出诊断。超声图像多呈圆形或椭圆形,边界清楚,透声性强,可压缩,根据囊腔内容物的性质,内回声呈多样性。CT 扫描可发现占位病变的形态和位置。

(三)治疗

必须采用手术摘除,应尽可能将囊壁去除干净。位于骨膜下者,囊壁刮除后用石炭酸腐蚀,加入 75% 乙醇中和,并用生理盐水冲洗,以免复发。

二、海绵状血管瘤

海绵状血管瘤是眶内较常见的良性肿瘤,多见于成年人。肿瘤多位于肌锥内或视神经的外侧,近似圆球形,紫红色,有完整包膜,切面呈海绵状,有大小不等的血管窦构成。

(一)临床表现

常表现为无痛性、慢性进行性眼球突出,突出方向依据肿瘤位置而定,视力一般不受影响。位于眶前部的肿瘤,局部呈紫蓝色隆起。触诊为中等硬度的圆滑、可推动的肿物。眶深部肿瘤虽不能触及,但按压眼球有弹性阻力。位于眶尖者,可压迫视神经,引起视神经萎缩及脉络膜视网膜条纹。晚期可出现眼球运动障碍、复视。

(二)诊断

根据病史、临床表现,结合超声、CT 及 MRI 影像检查多可确诊。

(三)治疗

对体积小、发展慢、视力好、眼球突出不明显者,可先予以观察。影响视力或有症状时,施行手术治疗。

三、横纹肌肉瘤

横纹肌肉瘤为儿童最常见的原发性眶内恶性肿瘤,大多在 10 岁前发病,平均发病年龄为 7～8 岁。肿瘤发展快,恶性程度高,如得不到及时治疗,大部分病例于发病后 1～2 年内死亡。

(一)临床表现

肿瘤好发于眶上部,也可见于球后或眶内其他部位。位于眶上方者,常有上睑下垂、眼睑水肿、变色、眼球向前下方移位。如瘤细胞侵及皮下,可出现皮肤充血、肿硬、发热、眼球突出,可误诊为眶蜂窝织炎。如肿瘤侵及视神经和眼外肌,则视力丧失,眼球运动障碍。如不及时治疗,肿瘤可蔓及整个眼眶,累及鼻窦,甚至进入颅内。

(二)诊断

根据病史和临床表现,结合 CT、MRI 和 B 超等影像检查,能明确肿瘤的部位和范围。

(三)治疗

治疗以往多采用眶内容物剜出,目前已不再作为首选治疗手段,主要采用放射治疗和化学治疗相结合的综合治疗。通常放射治疗剂量为 45～60 Gy,疗程为 6 周。化学治疗采用长春新碱、环磷酰胺等药物,疗程为 1～2 年。

第四章 眼睑疾病

第一节 眼 睑 炎

一、眼睑湿疹

(一)定义及分型

眼睑湿疹有急性和慢性两种。局部皮肤涂抹滴眼液、眼膏或其他不能耐受的刺激性物质时,常呈急性湿疹,是一种过敏性皮肤病。溢泪、慢性泪囊炎等则可引起慢性湿疹。

(二)诊断

(1)病变部位痒感明显。

(2)急性者初起时,睑皮肤肿胀充血,继而出现疱疹、糜烂、结痂。如有继发感染,则可形成脓疱、溃疡。慢性者,局部皮肤肥厚、粗糙及色素沉着。少数可并发结膜炎和角膜浸润。血液中常有嗜酸性粒细胞增多。

(三)治疗

停用有关药物,去除致病因素。局部糜烂、渗液时,采用3‰硼酸溶液湿敷。局部丘疹而无渗出时,可外用炉甘石洗剂,已干燥的病变可外用氧化锌糊剂或四环素可的松眼膏。全身口服抗过敏药物,如苯海拉明、氯苯那敏、去氯羟嗪,静脉推注葡萄糖酸钙。重症患者可加用口服类固醇皮质药物,并对症处理。

二、眼睑带状疱疹

(一)定义

眼睑带状疱疹为带状疱疹病毒侵犯三叉神经的半月神经节或其第一、第二支,在其分布区域发生伴有炎性的成簇疱疹。各年龄及性别组均可出现,但多见于老人及体弱者。

(二)诊断

起病前常先有发热、疲倦、全身不适、神经痛、畏光、流泪等前驱症状。3 天后,三叉神经分布区出现皮肤肿胀、潮红、群集性疱疹。水疱可变干结痂,痂皮脱落后常留有瘢痕及色素沉着。病变区域可留有长期的感觉消失或异常。皮损局限于神经支配区域,不超过鼻部中线为眼睑带状疱疹的最大特征。有时同侧眼的角膜与虹膜也可同时累及。继发感染者,相应部位淋巴结肿大。

(三)治疗

发病初期,局部可涂 1%甲紫溶液或氧化锌软膏。也可用 0.1%～0.2%碘苷液湿敷或 3%阿昔洛韦眼膏涂抹。适当休息,给予镇静、止痛药,以及维生素 B_1 及维生素 B_2。重症患者,为增强抵抗力,可用丙种球蛋白及转移因子。预防继发感染,必要时全身使用抗生素。出现角膜炎、虹膜炎等并发症时,局部应用抗病毒药和散瞳药等。

三、单纯疱疹病毒性睑皮炎

(一)定义

单纯疱疹病毒性睑皮炎由单纯疱疹病毒引起。这种病毒通常存在于人体内,当身体发热或抵抗力降低时,便趋于活跃。

(二)诊断

病变多发生于下睑部位,并与三叉神经眶下支分布范围相符。初发时睑部出现簇状半透明小疱组成的疱疹,约在 1 周内干涸,以后结痂脱落,不留下痕迹,但可复发。发病时有刺痒与烧灼感。如发生在近睑缘部位,亦有可能蔓延到角膜。病变基底刮片常证实有多核巨细胞。

(三)治疗

(1)局部保持清洁,防止继发感染。涂 1%煌绿乙醇后涂氧化锌糊剂或抗生素软膏,以加速干燥结痂过程。

(2)病变蔓延至角膜,见单纯性角膜疱疹的治疗。

四、眼睑丹毒

(一)定义

丹毒是由溶血性链球菌感染所致的皮肤和皮下组织的急性炎症。面部丹毒常易累及眼睑,累及眼睑时称为眼睑丹毒,上、下眼睑均可发病,并向周围组织蔓延。

(二)诊断

眼睑丹毒典型症状为皮肤局部充血(鲜红色)、隆起、质硬,表面光滑,病变边缘与正常皮肤之间分界清楚,周围有小疱疹包围,这是临床诊断的重要特征。眼睑常高度水肿,不能睁开,患部剧烈疼痛和压痛。耳前和颌下淋巴结常肿大,全身伴有高热。在病变过程中,如发现深部组织硬结化,应视为睑脓肿的前驱症状。睑部丹毒除可由面部蔓延而来,还可因睑外伤或湿疹继发性感染所致。抵抗力较强的患者,病变可于几天之内自行消退,但大多数情况下,不经彻底治疗则病变可迁延数周之久,愈后无免疫力,遇到寒冷或创伤时,在原发灶上易复发。多次复发的结果是慢慢会变成睑象皮病。

坏疽性丹毒是一种较严重的丹毒感染,一般原发于眼睑部。这种丹毒可在几小时或几天之内引起眼睑深部组织坏死,表面覆盖一层黑色硬痂皮,几周后脱落。

睑部丹毒可通过面部静脉或淋巴组织向眶内或颅内蔓延扩散,造成严重后果。有的病例由于眼球和眼眶组织的破坏而导致视神经炎和视神经萎缩,以致失明。

(三)治疗

(1)局部紫外线照射,同时肌内或静脉注射大剂量青霉素。
(2)卧床休息。

五、睑缘炎

(一)概述

睑缘炎可根据解剖部位而分类:前部睑缘炎主要累及睫毛的基底部,而后部睑缘炎累及睑板腺开口处。传统上,临床将睑缘炎分为葡萄球菌性、脂溢性、睑板腺功能障碍或多种因素共存型。葡萄球菌性和脂溢性睑缘炎主要累及前部眼睑,可诊断为前部睑缘炎,而睑板腺功能障碍累及后部睑缘。本临床指南涉及这3种类型的慢性睑缘炎。

各种类型的睑缘炎的症状有相当大的重叠。睑缘炎常导致与之相关的眼表炎症,如结膜炎、功能性泪液缺乏和角膜炎。睑缘炎也可使原有的眼表疾病症状加重。睑缘炎慢性病程、病因不明及与眼表疾病共存的特点使其治疗较为困难。

葡萄球菌性睑缘炎特点为沿睫毛区有鳞屑和结痂形成。慢性炎症可间接发生急性恶化,导致溃疡性睑缘炎发生。还可能发生睫毛脱落并可累及角膜,出现点状角膜上皮缺损、新生血管形成和边缘性角膜浸润。

尽管在正常人群和睑缘炎的患者眼睑中分离出表皮葡萄球菌的阳性率都很高(89%～100%),但是在临床诊断为葡萄球菌性睑缘炎患者的眼睑分离出金黄色葡萄球菌的阳性率更高一些。表皮葡萄球菌和金黄色葡萄球菌均对葡萄球菌性睑缘炎的形成起到一定作用,但作用机制尚不清楚。有报道说毒素的产生与睑结膜炎有关。然而,也有人发现金黄色葡萄球菌的毒素与疾病之间没有关系。也有免疫机制的相关报道。金黄色葡萄球菌细胞壁成分过敏可导致睑缘炎。在40%的慢性睑缘炎的患者中发现了对金黄色葡萄球菌的细胞介导的免疫功能增强,而正常人群则没有增强。在与葡萄球菌性睑缘炎相关的角膜炎发病中认为有细胞介导的免疫机制参与。葡萄球菌抗原自身可通过黏附于角膜上皮中的细菌抗原结合受体而产生炎症反应。

脂溢性睑缘炎的患者前部眼睑有脂性结痂,常在眼眉和头皮处也有脂溢性皮炎。

睑板腺功能失调的睑缘病变特征有皮下和黏膜交接处可见明显的血管,睑板腺口阻塞,睑板腺分泌少或浑浊,睑缘和睑板腺肥厚和粗糙,以及睑板腺囊肿,这些改变可最终致睑板腺萎缩。睑板腺功能障碍的患者还经常同时患玫瑰痤疮或脂溢性皮炎。有文献报道,睑板腺功能障碍的患者与正常人相比,其睑板腺分泌物的成分有改变。

(二)流行病学

尽管目前已认识到睑缘炎是最常见的眼部疾病,但其特定人群中的发病率和患病率的流行病学资料尚缺乏。单中心的一个90例慢性睑缘炎的研究表明,患者平均年龄为50岁。与其他类型的睑缘炎相比,葡萄球菌性睑缘炎患者相对年轻(42岁),多为女性(80%)。

1.睑缘炎相关情况和病因

有报道称葡萄球菌性睑缘炎中50%患者患有干燥性角结膜炎。反之,在一个对66名干燥性角结膜炎患者的研究中发现,75%的患者患有葡萄球菌性结膜炎或睑缘炎。泪液缺乏所致局部裂解酶和免疫球蛋白水平的下降可使局部对细菌的抵抗力下降，从而易患葡萄球菌性睑缘炎。

25%～40%的脂溢性睑缘炎和睑板腺功能障碍患者和 37%～52%累及眼部的玫瑰痤疮患者伴有泪液缺乏。这可能由于脂质层缺乏导致泪液蒸发过强及眼表知觉下降所致。慢性睑缘炎患者出现角结膜干燥与泪膜中磷脂水平下降有相关性。玫瑰痤疮与上皮基膜异常和反复角膜上皮糜烂有关。

即使泪液分泌正常，睑板腺功能障碍的患者荧光素泪膜破裂时间也明显变短。这表明睑板腺分泌对维持泪膜的稳定性具有重要意义。各种类型的慢性睑缘炎临床特征之间的重叠，以及各种类型的睑缘炎均和泪液功能障碍有程度不同的联系，突出了睑缘炎和泪液功能障碍之间关系的复杂性，也表明了对有眼部刺激症状主诉的患者进行多种治疗的必要性。

脂溢性睑缘炎和睑板腺功能障碍患者的皮肤病变可能有共同的病因和易感因素。在 1 项研究中，95%的脂溢性睑缘炎患者同时患有脂溢性皮炎。在患有一种称为原发性睑板腺炎的睑板腺功能障碍的患者中，74%的患者患有脂溢性皮炎，51%的患者患有玫瑰痤疮。

玫瑰痤疮是一种累及皮肤和眼部的疾病，常见于肤色较淡者。典型的面部皮肤表现为红斑、毛细血管扩张、丘疹、脓肿、皮脂腺突出和酒渣鼻。皮肤较黑的患者较难诊断玫瑰痤疮，原因是较难分辨出扩张的毛细血管和面部充血。玫瑰痤疮常被漏诊，部分原因是毛细血管扩张和面部充血等体征轻微。

异维 A 酸是一种治疗严重囊性痤疮的口服药，也可引起睑缘炎。据报道，23%的患者出现眼部不良反应，其中的 37%表现为睑缘炎、结膜炎或睑板腺炎。口服异维 A 酸剂量为 2 mg/(kg·d)的患者中，43%出现睑缘结膜炎；口服异维 A 酸剂量为1 mg/(kg·d)的患者中，20%患睑缘结膜炎。停药后绝大多数的患者病情改善。

角膜接触镜相关的巨乳头性角结膜炎患者发生睑板腺功能障碍的比率明显增加。巨乳头性角结膜炎的严重程度可能与睑板腺功能障碍的严重程度具有相关性。

表 4-1 列出可能产生睑缘炎症导致睑缘炎的病种。

2.自然病史

睑缘炎是一种慢性疾病，可于儿童期发病，间歇性加重和缓解。葡萄球菌性睑缘炎随时间延长可减轻。1 项研究表明，葡萄球菌性睑缘炎的患者平均年龄为 42 岁，有短期的眼部症状病史（平均为 1.8 年）。患有脂溢性睑缘炎和睑板腺功能障碍的患者，总的来说年龄较大一些，眼部症状持续时间相对长一些（6.5～

11.6 年）。严重的葡萄球菌性睑缘炎可最终导致睫毛脱落、眼睑瘢痕形成，伴有倒睫、角膜瘢痕和新生血管形成。严重的眼部玫瑰痤疮患者可发展成浅层点状上皮病变，角膜新生血管化和瘢痕化。睑缘毛细血管扩张和睑板腺开口狭窄可见于无症状的老年人。

表 4-1　与睑缘炎症有关的其他情况

病因	疾病名称	病因	疾病名称
细菌感染	脓疱病	免疫性疾病	异位性皮炎
	丹毒		接触性皮炎
			多形红斑
病毒感染	单纯疱疹病毒		天疱疮
	传染性软疣		类天疱疮
	带状疱疹病毒		Steven-Johnson 综合征
	乳头状瘤病毒		结缔组织病
	牛痘苗		盘状狼疮
			皮肌炎
寄生虫感染	阴虱		供体-受体疾病
皮肤病	鳞屑病	恶性眼睑肿物	基底细胞癌
	鱼鳞癣		鳞状细胞癌
	剥脱症		皮脂腺癌
	红皮病		黑色素瘤
			卡波西肉瘤
			杀真菌剂肌炎
良性眼睑肿物	假性上皮细胞瘤样增生	外伤	化学伤
	角化症		热损伤
	鳞状细胞乳头状瘤		放射伤
	皮脂腺增生		机械性损伤
	血管瘤		手术损伤
	化脓性肉芽肿	中毒	药物性中毒

（三）预防和早期发现

适当的治疗和处理可缓解睑缘炎的症状和体征，防止造成永久的组织损害和视力丧失。对于类似睑缘炎表现的癌症，早期诊断和适当治疗可以挽救患者生命。

(四)诊治过程

1.患者治疗效果评价标准

(1)防止视力丧失。

(2)尽量减少组织损伤。

(3)减轻睑缘炎的症状和体征。

2.诊断

所有的患者应定期对眼部情况进行一个综合的医疗评估。对有睑缘炎症状和体征的患者,最初评估包括眼部综合医疗评估中的相关方面。睑缘炎的诊断常基于患者的典型病史和特征性检查所见。辅助检查偶尔也有帮助。

(1)患者病史:在了解患者病史时询问如下问题将有助于获得所需信息。①症状和体征:如眼红、刺激症状、烧灼感、流泪、痒、睫毛根部结痂、睫毛脱落、睫毛黏附、不能耐受角膜接触镜、畏光、瞬目增多,这些症状在晨起时较重。②症状持续时间。③单眼或双眼发病。④加重因素:如吸烟、变应原、风、接触镜、湿度降低、视黄醛、饮食和饮酒等。⑤与全身疾病相关的症状:如玫瑰痤疮、过敏。⑥目前和既往全身和局部用药情况。⑦最近与有感染的患者接触:如虱病。⑧眼部病史应考虑既往眼睑和眼部手术史,以及放射和化学烧伤的局部外伤史。⑨全身病史应考虑皮肤病:如皮疹、玫瑰痤疮、湿疹,以及用药情况(如异维A酸)。

(2)检查:体格检查包括视力测量、外眼检查和裂隙灯检查。

外眼检查应在光线好的房间内进行,要特别注意以下情况。①皮肤:包括与玫瑰痤疮有关的症状,如酒渣鼻、红斑、毛细血管扩张、丘疹、脓疱、面部皮脂腺肥大、皮炎、皮疹。②眼睑:包括睑缘充血、红斑;睫毛脱落、断裂或乱生;睫毛根部异常堆积物;溃疡;囊泡;过度角化;鳞屑;睑板腺囊肿、睑腺炎、瘢痕形成;眼睑外翻或内翻。

裂隙灯活体显微镜检查应注意以下方面。①泪膜:黏液层和脂质层的质量、泡沫形成。②前部睑缘:充血、毛细血管扩张、瘢痕形成、色素变动、角化、溃疡、囊泡、血液渗出物、虱病和肿块。③睫毛:位置不正、方向不正、缺失或断裂、虱卵和化妆品积聚。④眼睑后缘:睑板腺开口异常,如赘生物、后退、增生、阻塞;睑板腺分泌物情况,如能否排出、黏稠度、浑浊度、颜色等;新生血管;角化;结节;增厚;结痂。⑤睑结膜:翻开眼睑,观察睑板腺的外观和腺管,如扩张和炎症,睑板腺囊肿,充血,瘢痕,角化,乳头、滤泡反应,脂性渗出、浓缩物。⑥球结膜:充血,小泡,荧光素点状着色。⑦角膜:荧光素点状着色,浸润,溃疡和/或瘢痕,新生血管形成。

3.诊断性试验

目前尚没有临床特异的睑缘炎的诊断性试验。然而,可对反复前部眼睑伴重度炎症的患者和对治疗反应不佳的患者进行睑缘细菌培养。

对症状明显不对称、治疗无效或睑板腺囊肿单一病灶反复发作且治疗不佳者应行眼睑活体组织检查,除外癌症的可能。在怀疑皮脂腺癌取病理前,应咨询病理医师,讨论肿瘤可能播散的范围和做冰冻切片。新鲜的组织可能需用特殊的染色寻找脂质。

临床症状可帮助区别葡萄球菌、脂溢性和睑板腺功能不良性睑缘炎,总结于表4-2。这些不同种类的睑缘炎的临床症状经常互相重叠,并与干眼症状相似。

表 4-2 睑缘炎分类症状描述

特征	前部眼睑		后部眼睑
	葡萄球菌性	脂溢性	睑板腺功能障碍
睫毛缺损	经常	很少	(一)
睫毛方向不正	经常	很少	病程长时可有
眼睑聚积物	硬痂	油性或脂性	油脂过多,可能为泡沫状
眼睑溃疡*	很少出现严重发作	(一)	(一)
眼睑瘢痕	可能发生	(一)	长期病程也不少见
睑板腺囊肿	很少	很少	偶尔至经常,有时多发
睑腺炎	可能发生	(一)	(一)
结膜	轻至中度充血,可能有小泡	轻度充血	轻至中度充血,睑结膜乳头样反应
泪液缺乏	经常	经常	经常
角膜	下方角膜上皮点状缺损,周边/边缘浸润、瘢痕,新生血管和血管翳变薄,小泡(尤其是4~8点钟)	下方角膜上皮点状缺损	下方角膜上皮点状缺损,浸润、瘢痕形成,新生血管化,斑翳、溃疡
皮肤疾病	异位,很少	脂溢性皮炎	玫瑰痤疮

注: * 也可考虑单纯疱疹病毒;表内(一)表示在该类型的睑缘炎不出现这种特征

4.治疗

尚无足够的证据可以明确推荐睑缘炎的治疗方案,患者必须明白在很多情况下是不能完全治愈的。下列治疗措施可有一定帮助:①热敷;②注意眼睑卫生;③应用抗生素;④局部应用糖皮质激素。

睑缘炎患者治疗的第一步是进行眼睑清洁,可有多种方法。一种方法是热敷几分钟来软化结痂粘连和/或加热睑板腺分泌物,然后轻轻按摩眼睑来促进睑板腺的分泌。仅有前部睑缘炎的患者和手灵活性较差的患者可能会忽略按摩。一般在患者方便的时候每天进行1次按摩即可。过多的眼睑按摩反而可能刺激眼睑。然而有的患者发现每天反复进行热敷有效。有的患者在热敷后轻轻擦去眼睑的分泌物会更好。可使用稀释的婴儿香波或购买到的眼睑清洁棉签轻擦睫毛根部以进行眼睑清洁。有规律的每天或1周数天进行眼部清洁,常可以缓解慢性睑缘炎的症状。要告知患者需终身注意眼部卫生,如果停止治疗的话,症状可能反复。

对于有金黄色葡萄球菌感染的睑缘炎患者,局部滴用抗生素,如杆菌肽或红霉素,可每天1次至数次,或睡前应用1次,持续1周至数周。根据病情严重程度决定用药的时间和频率。如果睑板腺功能障碍患者的慢性症状经眼部清洁后不能很好控制,可口服多西环素或四环素。每天多西环素100 mg或四环素1 000 mg。当临床症状减轻(通常需2~4周)时,可减量至每天多西环素50 mg或四环素250~500 mg,可根据患者病情的严重程度和对药物的反应停药。用四环素的理由是一些小型的临床试验报道四环素对缓解眼部玫瑰痤疮患者的症状有效,并可提高眼部玫瑰痤疮和睑板腺功能障碍患者的泪膜破裂时间。实验室研究还表明它可以降低表皮葡萄球菌和金黄色葡萄球菌脂酶的产生。四环素及相关药物可引起光敏反应、胃肠不适、阴道炎,在极少的情况下还可引起氮质血症。在大脑假瘤病例中已提示这一点,同时它还可以降低口服避孕药的药效,增强华法林的药效。20 mg缓释多西环素每天2次可减少不良反应。这些药物对孕妇、哺乳期及对四环素有过敏史的人禁用。儿童不宜用四环素,因为其可使牙齿着色。可用口服红霉素替代。已有报道四环素和米诺四环素可使巩膜着色并引起结膜囊肿的发生。

短期内局部滴用糖皮质激素可改善眼睑或眼表的炎症,如严重的结膜充血、边缘性角膜炎或滤泡性结膜炎。一般每天数次用于眼睑或眼球表面。一旦炎症得到控制,应停药或减量,然后间断应用以改善患者症状。糖皮质激素应用最小有效剂量,并避免长期应用。应告知患者糖皮质激素的不良反应,包括眼压增高和发生青光眼的可能性。应用部位特异性糖皮质激素及眼部穿透性弱的糖皮质激素,可减少上述不良反应。对于维持治疗的方案还有待进一步讨论。由于许多睑缘炎的患者伴有泪液缺乏,在眼部清洁和用药的同时应用人工泪液(每天2次)可改善症状。

对于不典型的睑缘炎或者药物治疗效果不理想的睑缘炎,应重新进行考虑。有结节样肿块、溃疡、大的瘢痕、局限结痂和皮炎鳞屑或急性炎症中间伴黄色的结膜结节提示可能为眼睑肿瘤。基底细胞癌和鳞状细胞癌是最常见的累及眼睑的恶性肿瘤。黑色素瘤和皮脂腺癌是眼睑发病率第二位的恶性肿瘤。皮脂腺癌可能有多发病灶,可由于变形性骨炎样播散表现为严重的结膜炎症而难以诊断。

5.随诊

应告知有轻度睑缘炎的患者,如果病情加重,应及时复诊。随诊时间间隔应视病情严重程度、治疗方案和伴随疾病因素,如应用糖皮质激素治疗的青光眼患者等因素而定。随诊时应注意随诊间期的情况、视力测量、外眼检查和裂隙灯检查。如果应用了糖皮质激素治疗,应在数周内了解治疗的效果,测量眼压并了解患者用药的依从性。

6.医疗提供者和环境

睑缘炎的诊断和治疗需要较多的医学技术和经验。非眼科医师检查的睑缘炎的患者若发生如下情况之一应立即转诊至眼科医师:①视力下降;②中度或重度疼痛;③严重或慢性眼红;④角膜受累;⑤反复发作;⑥治疗无效。

睑缘炎患者可在门诊进行治疗。

7.咨询/转诊

诊治睑缘炎患者的一个最重要的方面是教育他们认识到该病的慢性病程和反复发作的特性。应告知患者病情常可得到控制,但很少能根治。

六、睑腺炎

(一)定义及分类

睑腺炎为眼睑腺体及睫毛毛囊的急性化脓性炎症。多见于儿童及年轻人。根据发病部位不同,可分为外睑腺炎和内睑腺炎两种。化脓性细菌(以葡萄球菌多见)感染引起睫毛毛囊皮脂腺或汗腺的急性化脓性炎症,称为外睑腺炎;而引起睑板腺急性化脓性炎症的,则称为内睑腺炎。

(二)诊断

1.外睑腺炎

睑缘部红、肿、热、痛,触痛明显。近外眦部者常伴有颞侧球结膜水肿。数天后,睫毛根部出现黄脓点,溃破排脓后痊愈。炎症严重者,常伴同侧耳前淋巴结肿大、压痛,或可伴有畏寒、发热等全身症状。

2.内睑腺炎

炎症被局限于睑板腺内,眼睑红肿较轻,但疼痛较甚。眼睑红、肿、热、痛,睑结膜面局限充血、肿胀,2~3天其中心可见黄脓点。自行穿破,脓液排出后痊愈。

(三)治疗

脓肿形成前应局部热敷,使用抗生素滴眼液及眼膏。反复发作及伴有全身反应者,可口服抗生素。脓肿成熟时需切开排脓。应注意,外睑腺炎的皮肤切口方向应与睑缘平行;内睑腺炎的睑结膜面切口方向须与睑缘垂直。切忌挤压排脓,以免细菌随血流进入海绵窦引起脓性栓塞而危及生命。

七、睑板腺囊肿

(一)定义

睑板腺囊肿是睑板腺排出管阻塞、腺内分泌物滞留,刺激管壁引起的睑板腺无菌性慢性炎性肉芽肿。

(二)诊断

(1)多偶然发现,一般无显著症状。囊肿较大时,可有沉重不适感,部分有异物感。

(2)单发或多发,上睑尤多。眼睑皮下可扪及圆形、边界清楚、与皮肤不粘连的肿块,无压痛。相应的睑结膜充血,呈紫红或紫蓝色。如有继发感染,则其表现类似睑腺炎。反复发作的老年患者,应警惕睑板腺癌和横纹肌肉瘤的可能。

(3)切开后可见黏稠的灰黄色胶样内容物。符合前两项条件即可诊断睑板腺囊肿,第三项可加强诊断。若切开后内容物不是黏稠的胶样物质,而是脆碎的组织,必须进行病理检查。

(三)治疗

囊肿小者可不予以处理,任其自行吸收或消散。也可局部热敷,或用2%黄氧化汞眼膏涂抹并按摩,以促进囊肿吸收。囊肿大者需手术刮除,睑结膜面的切口方向须与睑缘垂直,彻底清除囊肿内容物并向两侧分离囊膜壁逐渐剥离。

八、睑板腺阻塞

(一)病因

睑板腺阻塞是指睑缘炎、慢性结膜炎或其他原因造成睑板腺排泄管阻塞,分泌物积存日久而钙化。

(二)诊断

(1)患者可有干痒感,有时有异物感。

(2)透过睑结膜可见点状及线条状黄白色凝聚物,日久形成小结石。

(三)治疗

病因治疗的同时,可局部应用抗生素眼膏并按摩。小结石突出于睑结膜面时,可在1%丁卡因表面麻醉后,用尖锐小刀或注射针头剔除。

第二节　上睑下垂

眼睑能不停地关闭与睁开是依赖眼睑深部的受动眼神经支配的提上睑肌及受交感神经支配的 Müller 肌来共同完成的。当提上睑肌和 Müller 肌功能不全或丧失时,可使上睑呈部分或全部下垂。轻者遮盖部分瞳孔,严重时可将全部瞳孔遮盖,不但影响视力和美观,长此以往还会造成遮盖性弱视。有上睑下垂的儿童,常紧缩额肌借以抬高上睑缘的位置,露出瞳孔,以克服视力障碍,结果造成额部皮纹加深,眉毛抬高,以小老头的面貌出现;双侧眼睑下垂的儿童,为了增加视野范围,常有头部后仰视物的特殊姿态。上睑下垂可以是单侧或双侧,也可以是先天性或后天性,病因复杂。

一、先天性上睑下垂

主要原因是提上睑肌或动眼神经发育不全所致,单纯上睑下垂仅提上睑肌发育不全,占上睑下垂的大多数。少数因动眼神经核发育不全,除上睑下垂外,还有眼球上转动能受限,给上睑下垂手术治疗带来困难。有一定遗传性,可为显性或隐性遗传。

(一)单纯性上睑下垂

一般为双侧性,但也有单侧性。由于提上睑肌与上直肌在发育过程中密切相关,因此,部分患者伴有眼球上转功能受限。

(二)上睑下垂合并内眦赘皮、小睑裂、鼻梁低平

如睑裂狭小综合征。

(三)Marcus-Gunn 综合征

多为单侧。当咀嚼或下颌向健侧移动时,下垂上眼睑可上提,眼睛可睁大。原因不清,可能为三叉神经翼外神经部分与提上睑肌神经核有额外联系,或三叉神经与动眼神经周围发生运动支联系有关。

(四)上睑下垂伴其他眼外肌

如下斜肌麻痹或动眼神经麻痹。

二、后天性上睑下垂

该病可能为眼睑本身的疾病,以及全身性或者神经系统疾病。

(一)机械性上睑下垂

机械性上睑下垂为眼睑本身病变。如重症沙眼、眼睑外伤、眼睑肿瘤及炎性水肿等。

(二)肌源性上睑下垂

肌源性上睑下垂多见于进行性眼外肌麻痹或重症肌无力。进行性眼外肌麻痹多为双侧,常伴其他眼外肌麻痹。重症肌无力新斯的明局部注射后症状缓解可明确诊断。

(三)神经源性上睑下垂

动眼神经核、大脑皮质或交感神经麻痹,除外上睑下垂外,多伴有相应的支配区域运动障碍。

(四)假性上睑下垂

眼睑结构变化,如眼球摘除术后、小眼球、眼球萎缩、眼球内陷及老年人眶脂肪萎缩等患者缺乏对上睑正常支持而引起下垂。

(五)全身疾病所引起上睑下垂

该病可见于甲状腺功能减退及部分糖尿病患者。

三、上睑下垂治疗

该治疗对先天性单纯性上睑下垂者手术矫正效果较好;对后天性单纯性上睑下垂者应针对病因治疗,不宜盲目手术。动眼神经核发育不良同时有眼球转动障碍者不宜手术,这是因为手术难度大,术后易发生复视,给生活带来影响。

(一)上睑下垂程度分类

1.根据下垂量

正常:上睑缘位于上角膜缘下1~2 mm。

轻度:上睑缘遮住瞳孔1/3(1~2 mm)。

中度:上睑缘遮住瞳孔1/2(2~3 mm)。

重度:上睑缘遮住瞳孔2/3(3~4 mm)。

2.以睑裂高度判断肌力

正常:睑裂高度为13~16 mm。

轻度:睑裂高度为7~10 mm。

中度:睑裂高度为4~7 mm。

重度:睑裂高度为0~3 mm。

(二)手术时机的选择

1.先天性重度上睑下垂

先天性重度上睑下垂可于1岁以后手术矫正,但最迟不宜超过5岁。对于小儿的重度上睑下垂,上睑遮住瞳孔容易造成弱视,或形成皱额、耸眉、头部后仰等特殊姿势,一旦养成,很难矫正,应该尽早给予手术治疗,一般选择在3岁左右手术为好。因为3岁以前小儿各部分组织尚未发育完全,容易导致手术失败,针对这种儿童,可先选择额肌悬吊将瞳孔露出,使患儿能正常视物,待患儿年龄到学龄期时再选择提上睑肌缩短或额肌瓣矫正术。

2.先天性中或轻度上睑下垂

若无弱视,可以接受局部麻醉手术;若合并弱视,则宜于学龄前行手术矫正。

3.Marcus-Gunn综合征

由于可能自行减弱,所以可于青春期后手术治疗;若合并弱视,则于学龄前矫正。

4.外伤

可待患者病情稳定1年以后手术矫正。

5.重症肌无力和麻痹性上睑下垂

手术一般至少在药物治疗1年后,再观察半年,如无恢复肌力的可能,才能选择手术治疗方式。

(三)手术方式的选择

上睑下垂矫正手术可以分为3类。

（1）加强提上睑肌功能使眼睑抬高，达到矫正的目的。提上睑肌缩短徙前术。提上睑肌缩短徙前术的优点在于它未破坏眼睑和眼肌的解剖位置，手术后眼睑处于自然位置，双眼容易对称，睑裂高度容易调整，术后眼睑闭合较好，不容易发生暴露性角膜炎。但是这种手术要求提上睑肌必须有一定的肌力，无肌力者手术效果欠佳。其术式包括：①提上睑肌腱膜折叠＋节制韧带悬吊术；②提上睑肌腱膜复位术；③提上睑肌缩短＋前徙术。

一般情况：缩短 5 mm，矫正 1 mm，前徙 1 mm，矫正 1 mm。

特殊情况：①重度，缩短 6 mm，矫正 1 mm。②中度，缩短 5 mm，矫正 1 mm。③轻度，缩短 4 mm，矫正 1 mm。④睑板，切除 1 mm，增加 5 mm 肌肉缩短量。

（2）借助额肌和上直肌的牵引力量，提高眼睑。但这类手术的缺点是不合乎解剖生理要求，它是用尼龙线或阔筋膜将眼睑直线向上牵拉，与提上睑肌作用方向不一致，所以术后在最初阶段可致闭合不全，形态也欠满意。对于提上睑肌没有肌力的重度上睑下垂，此类手术还是有效的。对于用上直肌的力量带动眼睑上抬的手术，目前已很少用，因容易产生复视，给患者生活带来不便，还会造成不必要的医疗纠纷。其术式如下。①额肌悬吊术：双方形和"W"形缝线悬吊术，适用于小儿过渡期手术。②额肌腱膜瓣悬吊术：适用于额肌有力者、重度上睑下垂者。③阔筋膜及异体巩膜悬吊术：适用于重度上睑下垂、提上睑肌缺失或无力、外伤所致提上睑肌撕裂者。

（3）增强 Müller 肌力量：经典术式为睑板-结膜-Müller 肌切除术。通过缩短 Müller 肌增强其力量以提高上睑。该术式仅适用于轻度上睑下垂、腱膜性上睑下垂及 Honer 综合征等患者。

（四）术后并发症

上睑下垂矫正的并发症比较多，常见的有：①术后矫正过度或矫正不足；②3 个月以前多有闭合不足及暴露性角膜炎；③双眼双重睑高度不一样，瞬目反射迟缓；④眼睑弧度有一定畸形，使双重睑高度产生双眼不对称、眼球上转不协调等情况。根据不同情况进行相应处理，同时应在术前给患者解释清楚，在医疗上与患者沟通思想，达到相互理解的目的。

第三节 眼睑闭合不全

正常人眼睑可以自由关闭,以保护角膜,特别是在晚上睡觉时,眼睑始终是闭合的。当眼睑不能完全闭合,使部分眼球暴露于睑裂之外时,称眼睑闭合不全。

一、病因

(1)凡是有眼睑外翻的患者都有闭合不全。

(2)面神经引起的面瘫,造成下眼睑松弛下坠,面瘫患者除眼睑闭合不全外,还有口角㖞斜、咀嚼功能障碍等症状。

(3)眼球突出,如大眼球、葡萄肿、眼眶内肿痛、眼眶蜂窝织炎等。

(4)格雷夫斯眼病,此类患者多因眼眶内组织增生、眼眶内压力增加,使眼球向前移位,造成眼睑不能闭合。

(5)昏迷的患者,眼眶匝肌功能性减弱,也可造成眼睑闭合不全。

(6)生理性闭合不全,有一些正常人晚上睡觉时可以睁开眼睛睡觉,这类人是眼轮匝肌功能欠佳的表现,但对眼球无大碍,因晚上睡觉时眼球是上转的(Bell 现象)。

(7)先天性眼睑缺损,行上睑下垂矫正术后也可造成眼睑闭合不全。

二、临床特点

眼睑闭合不全对眼球的危害极大,分为以下几种情况。

(1)造成角膜干燥,形成暴露性角膜炎。角膜上皮脱落,形成溃疡和瘢痕,严重影响视力。

(2)使泪小点不能接触泪湖,破坏眼球与眼睑之间正常的毛细管虹吸作用,引起一定程度的溢泪。

(3)可以明显影响患者的美观。

三、治疗

(1)首先要去除病因,尽快恢复眼睑闭合功能,以保护眼球免受空气、尘埃及异物的侵犯。

(2)保持眼球湿润,避免结膜、角膜干燥,维持眼的正常视功能。

（3）面神经麻痹、组织缺损的患者应尽早进行手术矫正。

（4）对眼球突出的疾病，如格雷夫斯眼病引起的恶性突眼，应尽早做提上睑肌延长及苗勒氏肌切除手术，必要时可做眼眶减压或眼睑缘缝合术。

（5）暂时无条件进行手术的患者，应用眼膏、滴眼液滴眼，或制造"湿房"以保护角膜。

第四节　眼睑与睫毛位置异常

正常的眼睑解剖位置是保持其生理功能、保护眼球安全的重要条件。眼睑在正常情况下应：①与眼球紧密相贴，中间留有潜在的毛细间隙；②睁眼时上睑缘位于瞳孔上缘的适当位置；③上、下睑睫毛排列整齐，自然伸展指向前方，不与眼球相接触；④上、下睑可紧密闭合。

一、倒睫与乱睫

由于先天畸形、沙眼、眼外伤、化学性烧伤及睑腺炎等导致的眼睑瘢痕，均可形成眼睫毛向后生长（倒睫）或不规则生长（乱睫）。重者可使睫毛接触眼球，造成眼球损伤。

（一）临床特点

（1）患者可有持续性异物感及流泪，重者伴有疼痛。

（2）倒睫多少不一，检查下睑时，需嘱被检者向下看。

（3）眼部检查可见结膜充血、角膜上皮脱落及角膜缘新生血管，重者可致角膜溃疡、瘢痕形成。

（二）治疗

（1）1～2根倒睫可直接拔出，再次生长可再拔。

（2）少数倒睫若需彻底治疗，可电切倒睫毛囊或手术切除相应部位毛囊。

（3）严重倒睫需手术矫正，方法同睑内翻矫正术。

二、睑内翻

睑内翻是指眼睑睑缘向眼球方向内卷，睫毛倒向眼球。

（一）病因和分类

睑内翻根据不同病因可分为3类。

1.先天性睑内翻

先天性睑内翻多见于婴幼儿,大多有内眦赘皮共存,以下睑居多,眼缘部眼轮匝肌过度发育或睑板发育不全的肥胖幼儿鼻根部发育欠饱满是睑内翻的主要原因。

2.痉挛性睑内翻

痉挛性睑内翻主要发生在下睑,多由眶隔和下睑皮肤松弛失去牵制眼匝肌的收缩作用,同时缺乏脂肪对眼睑的支持所致。一些老年人因眼结膜、角膜急性炎症刺激,长期眼部包扎,引起眼轮匝肌痉挛收缩也是其病因之一。

3.瘢痕性睑内翻

瘢痕性睑内翻由睑结膜和睑板瘢痕收缩所致,沙眼晚期瘢痕收缩是常见原因,化学烧伤导致的睑内翻近年来有增多的趋势,而结膜天疱疮等也可导致瘢痕性睑内翻。

(二)临床特点

睑内翻形成的倒睫摩擦角膜表面,轻者仅表现异物感、疼痛、畏光、流泪等,严重者可造成角膜浸润、溃疡、瘢痕、新生血管侵入等并发症,最终视力明显减退,甚至失明。

(三)治疗

(1)先天性睑内翻如对眼球无明显损伤,随着年龄增大可以自然消失,不必急于手术。内翻倒睫严重摩擦角膜而影响视力者,应尽快手术矫正。

(2)痉挛性眼睑内翻可局部注射普鲁卡因,然后注射 90% 的无水乙醇 0.2～0.3 mL,可以缓解眼痉挛。切除部分皮肤、剪除部分眼轮匝肌可以减弱其作用。

(3)瘢痕性睑内翻的治疗以手术治疗为主,药物治疗无效。手术可选择睑板切除矫正上睑内翻。而缝线法则以矫正下睑内翻为主。具体术式的选择是以睑内翻的严重程度而定。

三、睑外翻

睑外翻和睑内翻恰好相反,它是睑缘离开眼球,向外翻转。

(一)病因和分类

根据病因不同,临床可将其分为以下几类。

(1)痉挛性睑外翻是由于眶部眼轮匝肌痉挛性收缩,上睑板上缘、下睑板下缘受到压力引起外翻,多见于儿童和青少年,以重度眼球突出、结膜炎、角膜炎及结膜水肿者易发生。

(2)老年性睑外翻仅发生在下睑,因老年人的下睑皮肤松弛,眼轮匝肌松弛失去弹性,加上重力因素而发生睑外翻。如有溢泪,患者不断擦拭眼泪,可加重眼睑外翻。

(3)麻痹性睑外翻和老年性睑外翻一样仅限于下睑。多由于神经麻痹,眼轮匝肌收缩功能丧失,因下睑本身的重量而发生下垂,造成眼睑外翻。

(4)瘢痕性睑外翻临床上十分常见,多数由化学物质烧伤、热烧伤、创伤、眼眶骨髓类等疾病所形成的皮肤瘢痕性收缩引起。

(5)先天性睑外翻极为少见,多伴有其他眼部异常。

(二)临床特点

(1)轻者只是睑缘离开眼球,不紧密接触稍向外倾。

(2)重者可使睑缘或眼睑部分或全部外翻。

(3)由于眼睑外翻,泪液不能由泪小点排出,引起溢泪。

(4)外翻的结膜长期暴露在空气中,失去泪液的湿润,暴露的结膜充血、肥厚干燥。

(5)眼睑长期外翻可引起眼闭合不全,使角膜失去保护,角膜上皮干燥脱落,造成暴露性角膜炎和角膜溃疡,如治疗不及时,可导致失明。

(三)治疗

(1)痉挛性睑外翻以治疗原发病为主。

(2)麻痹性睑外翻关键是治疗原发病。

(3)老年性睑外翻可以手术矫正,以缩短睑缘为主。

(4)瘢痕性睑外翻手术治疗比较复杂。轻的睑外翻可以做 V-Y 成形术,以松解瘢痕,让眼睑缘复位;严重的睑外翻,如化学或铁水烧伤引起者,必须使用大面积游离植皮术,才能使眼睑缘彻底复位。

(5)先天性睑外翻少数可于出生后数周内消失,多数需手术治疗。

第五节　眼睑充血、出血与水肿

一、眼睑充血

眼睑充血可因眼睑皮肤的炎症、睑腺炎症、睑周围组织炎症的蔓延,虫咬、化学物质刺激、物理性刺激,如热、辐射等引起。睑缘充血可因睑缘炎、屈光不正、眼疲劳、卫生条件差等引起。充血一般为亮鲜红色。暗红色的充血为血液回流障碍,凡是血液回流障碍的疾病均可引起,常同时伴有眼睑水肿。

治疗:根据发病的原因治疗。

二、眼睑出血

造成眼睑出血的全身原因有咳嗽、便秘、高血压动脉硬化、败血症、有出血素质者、胸部挤压伤等,一般出血较局限。

局部原因造成的眼睑出血多为外伤,可以是眼睑直接外伤引起,也可以是眼眶、鼻外伤或颅底骨折引起,出血渗透到眼睑皮下,可以沿着皮下疏松的组织向四周蔓延,一直跨过鼻梁侵入对侧眼睑。严重的是颅底骨折所致的出血一般沿着眶骨底部向鼻侧结膜下和眼睑组织渗透,多发生在受伤后的数天。眶顶骨折所致的出血沿提上睑肌进入上睑,眶尖骨折沿外直肌扩散,眶底骨折出血进入下睑。

随出血量的多少,出血颜色可为鲜红色、暗红色、紫红色或黑红色。

治疗方法:①少量浅层出血无须治疗,数天后可自行吸收。②出血多时,于当时立即做冷敷以停止出血,同时可使用止血药物,如酚磺乙胺、维生素 K、三七粉或云南白药等。数天后不再出血时可做热敷促进吸收。③用压迫绷带包扎。④有眶顶、眶尖、颅底骨折需请神经外科会诊并进行相应治疗。

三、眼睑水肿

眼睑水肿为眼睑皮下组织中有液体潴留,表现为皮肤紧张、光亮感。

(一)炎性水肿

炎性水肿为局部原因所致,常为眼睑炎症或附近组织炎症,如眼睑疖肿、睑腺炎、睑皮肤炎、泪囊炎、眶蜂窝织炎、丹毒、严重的急性结膜炎、鼻窦炎等。眼睑皮肤肿、红、局部温度升高,有时有压痛,可伴有淋巴结肿大,严重者全身畏寒、发热。

(二)非炎性水肿

非炎性水肿为血液或淋巴液回流受阻所致。局部原因见眶内肿物。全身疾病见于心脏病、肾病、贫血,非炎性者皮肤为苍白色。

治疗:根据病因进行治疗。

第五章

结 膜 疾 病

第一节　感染性结膜炎

一、细菌性结膜炎

(一)急性细菌性结膜炎

1.概述

本病为门诊以眼红为主诉的最常见原因之一,最常见的细菌为表皮葡萄球菌、金黄色葡萄球菌,其次为溶血性链球菌、肺炎链球菌、流感嗜血杆菌等,可自愈。

2.症状

眼红、异物感、分泌物。

3.体征

黄白色脓性分泌物、结膜乳头增生及水肿,通常不侵犯角膜。

4.辅助诊断

实验室诊断:结膜涂片做革兰染色,结膜囊细菌培养及药敏试验可帮助诊断及指导治疗。

5.鉴别诊断

急性病毒性结膜炎:分泌物为水样,伴结膜滤泡,多有耳前淋巴结肿大。

6.治疗

(1)症状重者可冷敷,分泌物多者用生理盐水或3%硼酸水冲洗结膜囊。

(2)局部抗生素滴眼液的应用:可选用0.3%～0.5%左氧氟沙星、0.3%加替沙星、0.3%妥布霉素、0.25%氯霉素等每天4次,晚上涂氧氟沙星、妥布霉素、红霉素或四环素等眼膏。

(3)严禁包扎患眼。

7.随诊

每3～7天复诊1次,并根据细菌培养结果调整药物。

8.自然病程和预后

本病预后良好,依感染细菌不同,病程为2～4周。

9.患者教育

本病为接触传染,多在春秋季节通过分泌物直接接触或通过手和洗脸用具等媒介物接触传染,患者应勤洗手,避免与家人共用毛巾等。

(二)超急性细菌性结膜炎

1.概述

本病起病急,通常在接触后12～24小时发病,成人为性传播感染,多为淋病奈瑟球菌感染。本病传染性极强,对组织破坏性大。

2.症状

同急性细菌性结膜炎,但分泌物更多,如角膜受累,可有视力下降。

3.体征

大量脓性分泌物,眼睑水肿,球结膜充血,局部淋巴结肿大,有时可见膜样物,可侵犯角膜,有角膜穿孔的危险。

4.辅助诊断

实验室诊断:结膜涂片做革兰染色,结膜囊细菌培养及药敏试验可帮助诊断及指导治疗。

5.治疗

如涂片为革兰阴性球菌或高度怀疑淋病奈瑟球菌感染,应立即进行治疗。

(1)局部治疗:大量生理盐水或1:10 000高锰酸钾溶液彻底冲洗结膜囊,每天4次,直至分泌物消退。眼局部滴用5 000～10 000 U/mL青霉素滴眼液,合用红霉素等抗菌眼膏。

(2)全身治疗:<18岁儿童头孢曲松125 mg肌内注射,单次剂量;成人头孢曲松1 g肌内注射,单次剂量,连续应用5天,有青霉素过敏者可用大观霉素或喹诺酮类药物。如怀疑合并衣原体感染,可用阿奇霉素1 g口服,单剂量1次应用,或多西环素100 mg,每天2次,连续应用7天。性传染者应对其性伴侣进行相应治疗。

6.随诊

早期应每天复诊,病情好转后每2～3天复诊,每次复诊都必须查视力和行裂隙灯检查。

7.自然病程及预后

本病潜伏期短,传染性极强,急性炎症可持续数周,约 1/3 的患者角膜受累,可出现角膜穿孔。

8.患者教育

本病为性接触传染病,预防十分重要。对患者需隔离,用过的衣物要煮沸消毒,用过的敷料应焚毁。

(三)慢性细菌性结膜炎

1.概述

多为毒力弱的细菌感染,或由急性结膜炎演变而来。由于局部长期使用抗生素,致病菌检出率较低,且有耐药菌和药物毒性眼表病变出现,常伴有睑缘炎、慢性泪囊炎、泪小管炎等,金黄色葡萄球菌和莫拉菌是最常见的病原体。此外,环境因素、个人生活因素,如空气污染、过度饮酒、吸烟、睡眠不足、屈光不正等都可引起慢性细菌性结膜炎。

2.症状

异物感、烧灼感、视疲劳、眼痒等。

3.体征

(1)睑结膜轻度充血,表面肥厚粗糙,乳头增生,分泌物少,为黏液性。

(2)莫拉菌所致的结膜炎可引起眦部睑结膜炎,伴外眦角皮肤结痂、溃疡形成,以及睑结膜乳头和滤泡增生。

(3)金黄色葡萄球菌感染引起全睑结膜炎合并溃疡性睑缘炎或角膜周边点状浸润。

4.鉴别诊断

(1)干眼。

(2)过敏性结膜炎。

5.治疗

(1)改善环境和生活习惯。

(2)局部应用抗生素滴眼液滴眼。

(3)润滑剂的应用。

6.随诊

可两周复诊1次。

7.自然病程及预后

本病无自限性,病程较长,如用药不当,可出现药物毒性结膜炎。

8.患者教育

本病慢性病程,应避免多种药物长期联合应用。

二、病毒性结膜炎

(一)流行性角结膜炎

1.概述

流行性角结膜炎为接触性传染病,传染性强,由腺病毒 8、19、29 和 37 型(人腺病毒 D 亚组)引起。潜伏期为5~7 天。

2.症状

眼红、疼痛、畏光伴水样分泌物。

3.体征

(1)三大体征:耳前淋巴结肿大,结膜大量滤泡(下睑结膜最为显著),起病2 周左右角膜上皮下浸润。

(2)其他体征:结膜中、重度充血,眼睑水肿,假膜形成,可伴点状结膜下出血,儿童患者常伴全身症状。

4.辅助诊断

实验室诊断:病毒培养、聚合酶链反应、血清学检查可协助病原学诊断。

5.鉴别诊断

(1)急性细菌性结膜炎。

(2)流行性出血性结膜炎。

6.治疗

无特效治疗,但人工泪液、冷敷可缓解症状。急性期可用抗病毒药物,如0.1%阿昔洛韦、0.15%更昔洛韦等,每天4~6 次;合并细菌感染,加抗生素滴眼液滴眼。重症者可加用局部低浓度糖皮质激素滴眼,如氟米龙或氯替泼诺,每天3 次,逐渐减量,并密切观察其不良反应。

7.随诊

有角膜损害或膜性结膜炎者 1 周后复诊,行视力和裂隙灯检查。

8.自然病程和预后

结膜炎症最长持续 3~4 周,角膜混浊在数月至数年后多可消失。

9.患者教育

本病为接触传染,患者应仔细清洗自己的用具,经常洗手,避免去公共场所,减少传播机会。

(二)流行性出血性结膜炎

1.概述

本病是一种暴发流行的自限性眼部传染病,病原为肠道病毒 70、柯萨奇病毒 A24 变种。

2.症状

眼痛、畏光、异物感、流泪。

3.体征

眼睑水肿、水样分泌物、结膜滤泡形成、结膜下片状出血,耳前淋巴结肿大,多伴浅层点状角膜上皮炎,较少出现角膜上皮下浸润混浊。重者可有假膜形成、虹膜睫状体炎、发热、肌肉痛等,个别病例出现下肢运动障碍。

4.辅助诊断

实验室诊断:结膜囊分泌物病毒分离鉴定。

5.鉴别诊断

(1)流行性角结膜炎。

(2)急性细菌性结膜炎。

6.治疗

同流行性角结膜炎。

7.随诊

同流行性角结膜炎。

8.自然病程和预后

潜伏期为 18~48 小时,病程短,为 5~7 天,有自限性。

9.患者教育

同流行性角结膜炎。本病为法定传染病,确诊后应立即向防疫部门报告。

(三)咽结膜热

1.概述

本病由腺病毒 3、4 和 7 型引起,经呼吸道分泌物传染,以儿童和青少年多见,常于夏、冬季节在幼儿园、学校中流行,有自限性。

2.症状

流泪、眼红、咽痛,眼部症状发生前可有乏力、发热等上呼吸道感染症状。

3.体征

单眼或双眼的急性滤泡性结膜炎,耳前淋巴结肿大;角膜炎轻,上皮下浸润发生少,多为一过性。

4.辅助诊断

实验室诊断:结膜囊分泌物病毒分离鉴定。

5.鉴别诊断

(1)流行性角结膜炎。

(2)急性细菌性结膜炎。

6.治疗

同流行性角结膜炎。

7.随诊

同流行性角结膜炎。

8.自然病程和预后

病程短,约10天,有自限性。

9.患者教育

同流行性角结膜炎。

三、衣原体性结膜炎

(一)包涵体性结膜炎

1.概述

本病在热带常见,西方工业化国家性生活频繁的成年人发病率为1.7%~24%。由D~K型沙眼衣原体引起,通过性接触或产道传播,也可通过被患者分泌物污染的手或衣物等传播到结膜,被衣原体污染的游泳池水可间接传播该病。

2.症状

中度眼红,轻度黏性分泌物。

3.体征

上、下睑结膜及穹窿滤泡,以下睑更明显,结膜乳头增生,耳前淋巴结肿大,伴点状角膜上皮病变。

4.辅助诊断

实验室诊断:结膜涂片或培养有助于诊断。

5.鉴别诊断

病毒性结膜炎。

6.治疗

成人全身治疗可口服阿奇霉素1 g,单次剂量或多西环素100 mg,每天2次,共 7 天。局部滴 0.1%利福平滴眼液,晚上涂红霉素或四环素眼膏 4~6 周。

7.随诊

可每 2 周复诊 1 次。

8.自然病程和预后

本病潜伏期为 3~4 天,常单眼先发病,1~3 周可波及对侧眼,发病后 7~10 天出现滤泡,3~4 周急性炎症消退,但结膜滤泡需 3~6 个月才能恢复正常。本病预后较好,需对患者性伴侣同时进行治疗。

9.患者教育

本病为性接触或手-眼接触传播,患者应加强个人卫生管理。

(二)沙眼

1.概述

沙眼是发展中国家主要的致盲性眼病之一,全世界有 3 亿~6 亿人感染,由沙眼衣原体 A~C 型引起。沙眼为双眼发病,通过直接接触或污染物间接传播,节肢动物也是传播媒介。易感危险因素包括不良的卫生条件、营养不良、酷热或沙尘气候。热带、亚热带地区或干旱季节容易传播。

2.症状

急性期症状为畏光、流泪、异物感,有较多黏液或黏液脓性分泌物。慢性期症状为眼痒、异物感、干燥和烧灼感。

3.体征

(1)急性期表现为眼睑红肿,结膜充血,乳头增生,上、下穹窿部有大量结膜滤泡,有耳前淋巴结肿大。

(2)慢性期结膜轻度充血,乳头及滤泡增生以上睑结膜及上穹窿显著,可见上睑板下沟处的 Arlt 线、角膜缘 Herbert 小凹、角膜血管翳。

(3)并发症有倒睫、睑内翻、慢性泪囊炎、角膜溃疡、睑球粘连、上睑下垂和干眼。

4.沙眼分期

(1)1979 年中华医学会眼科学会将沙眼分为 3 期。①Ⅰ期(进行活动期):上睑结膜乳头与滤泡并存,上穹窿结膜模糊不清,有角膜血管翳;②Ⅱ期(退行期):上睑结膜自瘢痕开始出现至大部分变为瘢痕,仅留少许活动病变;③Ⅲ期(完全瘢痕期)上睑结膜活动性病变完全消失,代之以瘢痕,无传染性。

(2)MacCallan 分期。①Ⅰ期(浸润初期):上睑结膜出现未成熟滤泡,穹窿部结膜血管模糊,睑结膜表面粗糙,形成短小角膜血管翳。②Ⅱ期:沙眼活动期;

Ⅱa期:滤泡增生,角膜混浊、上皮下浸润和明显的上方浅层角膜血管翳;Ⅱb期:乳头增生,滤泡模糊,可以见到滤泡坏死、上方表浅角膜血管翳和上皮下浸润,瘢痕不明显。③Ⅲ期:瘢痕形成。④Ⅳ期:非活动性沙眼。

(3)世界卫生组织沙眼诊断标准,至少符合下述标准中的 2 条:①上睑结膜 5 个以上滤泡。②典型的睑结膜瘢痕。③角膜缘滤泡或 Herbert 小凹。④上角膜缘血管翳。

5.辅助诊断

酶联免疫测定、聚合酶链反应检测。

6.鉴别诊断

(1)包涵体性结膜炎。

(2)滤泡性结膜炎。

(3)慢性结膜炎。

7.治疗

(1)药物治疗:用滴眼液,如 0.1%利福平、0.25%氯霉素、0.3%~0.5%左氧氟沙星等滴眼,每天 4 次,晚上涂 0.5%红霉素或四环素眼膏,疗程为 2~3 个月。急性期或严重的沙眼患者应全身应用抗生素治疗,一般疗程为 3~4 周。可口服多西环素 100 mg,2 次/天;或红霉素 1 g/d,分 4 次口服;也可单剂量口服阿奇霉素 20 mg/kg。

(2)手术治疗:主要治疗相关并发症。

8.随诊

初期每 2~3 周复诊 1 次,以后依病情复诊。

9.自然病程和预后

沙眼衣原体感染的潜伏期为 5~14 天,病程较长,经治疗和改善环境后沙眼可治愈,但如果不注意卫生,可再感染。

10.患者教育

沙眼为慢性传染性眼病,其传染与当地居住条件及个人卫生习惯密切相关,应培养其自身良好的卫生习惯。

四、新生儿性结膜炎

新生儿性结膜炎的发病率约为 10%,常见病原体为衣原体、淋病奈瑟菌,细菌和疱疹病毒性结膜炎较少见。

（一）新生儿淋球菌性结膜炎

1.概述

本病起病急,多见于新生儿,经产道感染,一般在出生后第1～7天发病,如果局部应用抗生素,可延迟发病。

2.症状

轻者仅表现为结膜刺激,重者迅速进展为重症化脓性结膜炎,严重者可威胁患儿生命。

3.体征

结膜充血、水肿,有大量脓性分泌物,角膜发暗无光泽,周边部浸润,中央部溃疡。

4.辅助诊断

实验室诊断:同成人淋球菌性结膜炎。

5.治疗

(1)局部治疗:同成人淋球菌性结膜炎。

(2)全身治疗:新生儿头孢曲松25～50 mg/kg静脉注射或肌内注射,单次剂量不超过125 mg。

6.随诊

早期应每天复诊,病情好转后每2～3天复诊,每次复诊都必须查视力和行裂隙灯检查。

7.自然病程及预后

本病潜伏期短,传染性极强,急性炎症可持续数周,约1/3的患者角膜受累,可出现角膜穿孔。

8.患者教育

本病是在胎儿出生时被患有淋球菌性阴道炎的母体产道分泌物直接污染,因而预防十分重要。患者需隔离,用过的衣物要煮沸消毒,用过的敷料应焚毁。

（二）新生儿包涵体性结膜炎

1.概述

本病潜伏期为5～10天,发病率约为新生儿性眼炎的1/5,为良性、自限性眼病。

2.症状

双眼发病,急性或亚急性表现。

3.体征

眼睑肿胀,有黏液脓性分泌物,结膜充血、水肿、浸润增厚,乳头增生有假膜,无滤泡。重症者可与淋球菌性结膜炎相似。角膜可有轻度上皮炎或近周边部的上皮下浸润,无角膜溃疡。耳前淋巴结肿大,可伴呼吸道感染、肺炎、中耳炎等。

4.辅助诊断

实验室诊断:结膜刮片有包涵体。

5.鉴别诊断

新生儿细菌性结膜炎。

6.治疗

(1)全身治疗:因超过 50% 的包涵体性结膜炎的婴儿可能在其他部位同时存在感染,如鼻腔、泌尿道或肺部,所以应口服红霉素 50 mg/(kg·d),分 4 次服用,共 10~14 天。

(2)局部治疗:0.1% 利福平或 0.3% 妥布霉素,或 0.3% 左氧氟沙星滴眼液滴眼,每小时 1 次,睡前涂抗生素眼膏。

7.随诊

依病情严重程度每 1~2 周复诊。<6 周的婴儿口服红霉素有发生婴儿肥大型幽门狭窄的报道,建议随诊婴儿肥大型幽门狭窄的症状和体征。

8.自然病程和预后

出生后 5~19 天发病,如果出生前羊膜早破,发病会更早。急性期数周后转为慢性,3~6 个月结膜恢复正常。

9.患者教育

患儿被母亲包涵体性阴道炎和宫颈炎的分泌物感染,母亲应接受相应治疗,所用物品应清洁消毒。

第二节　非感染性结膜炎

一、过敏性结膜炎

全球约 20% 的人患过敏性结膜炎,其中急性过敏性结膜炎最常见,占 80%~90%,包括季节性过敏性结膜炎、常年性过敏性结膜炎和接触性结膜炎,慢性过敏性结膜炎占 10％～20％,包括春季结膜炎、巨乳头性结膜炎和特应性角结膜炎。

(一)季节性过敏性结膜炎

1.概述

该病季节性发作,其致敏原主要为室外抗原,如植物花粉、草叶及真菌孢子等。

2.症状

眼痒、异物感、烧灼感、流泪、畏光等,高温环境下症状加重。

3.体征

双眼结膜充血、球结膜水肿,有水样分泌物和少量黏性分泌物。常并发过敏性哮喘、过敏性鼻炎等。

4.辅助诊断

实验室诊断:结膜刮片可有嗜酸性粒细胞阳性。

5.鉴别诊断

(1)常年性过敏性结膜炎。

(2)干眼。

(3)细菌性结膜炎。

6.治疗

(1)非药物治疗:包括脱离变应原、眼睑冷敷和生理盐水冲洗结膜囊。

(2)药物治疗:轻度者用富马酸依美斯汀滴眼液,每天 3 次,联合色甘酸钠或吡嘧可特钾,每天 4 次,或单独使用盐酸奥洛他定滴眼液,每天 2 次;中度者可加用酮咯酸氨丁三醇滴眼液等非甾体抗炎药,每天 4 次;重症者可加用局部低浓度糖皮质激素滴眼,每天 3～4 次,共 1～2 周。所有患者均配合人工泪液滴眼。有过敏性哮喘或鼻炎者,应转相关科室治疗。

7.随诊

2 周复诊,使用激素者应逐渐减量,并监测眼压。

8.自然病程和预后

该病季节性发作,通常角膜不受累,预后较好。

9.患者教育

本病常反复发作,患者应避免接触变应原,在发病季节前可预防性使用肥大细胞稳定剂和人工泪液,以减轻发作时的症状。

(二)常年性过敏性结膜炎

1.概述

比季节性过敏性结膜炎少见,致敏原主要为室内抗原,如动物的皮毛、粉尘、虫螨等。

2.症状

与季节性过敏性结膜炎相似,但较轻。

3.体征

结膜充血、乳头增生、滤泡少、眼睑水肿多为一过性等。

4.辅助诊断

实验室诊断:结膜刮片可有嗜酸性粒细胞阳性。

5.鉴别诊断

(1)季节性过敏性结膜炎。

(2)干眼。

(3)细菌性结膜炎。

6.治疗

基本同季节性过敏性结膜炎,但需长期治疗。

7.随诊

可每月复诊,主要进行视力、眼压及裂隙灯检查。

8.自然病程和预后

一般角膜不受累,预后良好。

9.患者教育

本病常年发作,治疗时间长,局部糖皮质激素使用2～3周。

(三)春季结膜炎

1.概述

本病约占过敏性结膜炎的0.5%,主要影响儿童和青少年,男性多见,发病年龄一般在10岁以前,持续2～10年,青春期可自愈,11%的患者持续到20岁以后。常合并角膜并发症,损害视力。

2.症状

奇痒难忍,畏光、异物感、流泪和黏性分泌物增多。

3.体征

(1)睑结膜型:病变局限于上睑结膜,巨大乳头呈铺路石样排列,乳头形状不一,扁平、色粉红,分泌物为黏液性、乳白色,位于乳头之间及其表面。

(2)角膜缘型:角膜缘处结膜变宽增厚,多由上方角膜缘处开始,可逐渐扩展到整个角膜缘,呈黄褐色或污红色胶样增生。

(3)混合型:同时兼有以上两种病变。

3%～50%可有角膜受累,表现为弥漫性点状上皮角膜炎、盾形角膜溃疡、角膜黏液斑;部分患者可见角膜缘 Horner-Trantas 结节。

4.辅助诊断

实验室诊断:结膜刮片 Giemsa 染色可见嗜酸性粒细胞或嗜酸性颗粒,患者泪液免疫球蛋白 E 增加。

5.鉴别诊断

(1)巨乳头性角结膜炎。

(2)特应性角结膜炎。

6.治疗

(1)冷敷。

(2)0.1%奥洛他定滴眼液每天 2 次,或富马酸依美斯汀滴眼液每天 3 次联合吡嘧司特钾滴眼液每天 3 次。

(3)如有盾形角膜溃疡,局部加用0.5%氯替泼诺或1%泼尼松龙,或 0.1%地塞米松,每天 4～6 次,散瞳剂每天 2～3 次。

(4)如病情严重或对上述治疗效果不佳,可加用局部和口服环孢素。

(5)眼睑皮肤受侵时,需用妥布霉素地塞米松眼膏,每天 1 次。

(6)人工泪液每天 4 次。

7.随诊

依病情轻重确定随诊频率,如有盾形角膜溃疡,1～3 天复诊,随诊内容包括视力、眼压及裂隙灯检查。

8.自然病程和预后

发生于儿童期,慢性病程,可间断反复发作持续 2～10 年,在春季和夏季有急性加重,成年后可自愈。

9.患者教育

本病易反复发作,但有自限性,不宜长期用药。

(四)巨乳头性结膜炎

1.概述

本病多见于戴义眼、戴角膜接触镜和手术后缝线暴露者,可能与异物的机械性刺激及对蛋白的超敏反应有关,无季节性,无年龄和性别差异。

2.症状

刺激症状、视力模糊、轻度瘙痒及接触镜不耐受。

3.体征

睑结膜充血,上睑结膜巨乳头形成伴粘丝状分泌物,角膜通常不受累。

4.鉴别诊断

春季结膜炎。

5.治疗

(1)首先除去接触镜或义眼,拆除缝线。

(2)人工泪液(均不含防腐剂)频繁滴眼,可缓解瘙痒和冲刷相关抗原的积存。

(3)0.1%奥洛他定滴眼液每天2次,或吡嘧司特钾滴眼液每天3次。

(4)急性期可局部短期用糖皮质激素减轻眼睑充血和炎症。

6.随诊

可在治疗后1～2周随诊。

7.自然病程和预后

本病在除去相关刺激因素后,症状和体征可明显减轻和消除,预后良好。

8.患者教育

如局部应用糖皮质激素,应密切随诊。

(五)特应性角结膜炎

1.概述

较少见,为较严重的过敏性角结膜炎,多发于30～50岁男性患者,双眼慢性发病,常伴有全身或眼部特应性疾病,如特应性皮炎、白内障、圆锥角膜、视网膜脱离等。

2.症状

眼痒、眼涩、眼睑沉重感。

3.体征

眼睑湿疹,下睑乳头增生比上睑更常见,严重时下穹窿结膜收缩、瘢痕形成,75%的病例伴角膜上皮病变或角膜溃疡,严重者甚至角膜穿孔。

4.鉴别诊断

(1)春季结膜炎。

(2)巨乳头性结膜炎。

5.治疗

同春季结膜炎。

6.随诊

根据病情轻重和治疗情况确定随诊频率,随诊内容包括视力、眼压和裂隙灯检查。

7.自然病程和预后

儿童期发病者可有急性加重;40％的患者可逐步缓解。

8.患者教育

应注意避免环境中的变应原和刺激物,防止病情急性加重。

二、泡性角膜结膜炎

(一)概述

本病是由微生物蛋白导致的 IV 型变态反应,常见致病微生物有葡萄球菌、结核分枝杆菌、白色念珠菌、球孢子菌属,以及 L1、L2、L3 血清型沙眼衣原体等。本病多单眼发病,以女性、儿童及青少年多见,春夏多发。

(二)症状

眼红、眼痛、异物感。

(三)体征

1.泡性结膜炎

球结膜有单个或多个隆起的红色结节,1～4 mm 大小,多位于角膜缘,呈三角形,尖端指向角膜,顶端易溃烂形成溃疡。

2.泡性角膜炎

病变骑跨于角膜缘处,可单发或多发,多发者呈粟粒样结节,可形成溃疡。病变愈合可遗留瘢痕,使角膜缘呈齿状,并有浅层血管长入。

(四)鉴别诊断

(1)浅层巩膜炎。

(2)边缘性角膜炎。

(五)治疗

(1)氟米龙或氯替泼诺滴眼,2～3 天症状即可缓解。

(2)局部抗生素预防感染。

(3)全身补充维生素,并注意营养。

（六）随诊

治疗 3 天后复诊。

（七）自然病程和预后

本病易反复，如治疗不当可导致角膜瘢痕形成和视力下降。

（八）患者教育

睑缘炎、急性细菌性结膜炎和挑食等可导致复发。

三、自身免疫性结膜炎

（一）Sjögren 综合征

1.概述

本病是一种累及全身多系统的疾病，角结膜干燥、口腔干燥和全身结缔组织损害，表现为角结膜干燥和口腔干燥者为原发性，伴全身结缔组织损害者为继发性。多发年龄为 40～50 岁，男女比例为 1∶9，患病率低于 0.6％。

2.症状

眼干涩、口干。

3.体征

睑裂区结膜充血、泪膜破裂时间缩短（＜10 秒）、Schirmer 试验异常、角膜和结膜荧光素或虎红/丽丝胺绿染色阳性，粘丝状分泌物，严重者可表现为丝状角膜炎。

4.辅助诊断

实验室诊断：唾液腺活体组织检查有淋巴细胞和浆细胞浸润，血清学检查及抗核抗体有助于继发性 Sjögren 综合征的诊断。

5.治疗

（1）人工泪液：每天 4～6 次，病情较重者最好选择不含防腐剂的人工泪液，或戴湿房眼镜，或行泪小管栓塞术。

（2）中、重度患者：可短期局部应用糖皮质激素控制炎症，或应用 0.05％环孢素，每天 4 次。

（3）治疗全身系统性疾病。

6.随诊

3～4 周复诊。

7.自然病程和预后

本病为慢性病程，需长期用药，绝大多数患者预后良好。

8.患者教育

本病为多系统疾病,增加湿度及增加瞬目频率可帮助缓解症状。

(二)Stevens-Johnson 综合征

1.概述

本病与免疫复合物在真皮和结膜实质中的沉积有关,多见于青年人,女性多于男性,常见诱因为药物(如磺胺类药、抗惊厥药、水杨酸盐、青霉素、氨苄西林和异烟肼)和感染(单纯疱疹病毒、金黄色葡萄球菌和腺病毒)。43%～81%的患者出现眼部病变。

2.症状

起病时突然有发热、关节痛、呼吸道感染症状,数天内出现皮肤和黏膜损害。急性期眼部为严重的双侧弥漫性结膜炎,晚期因瘢痕形成导致内翻倒睫、干眼等并发症。

3.体征

(1)皮损:红斑、丘疹和水疱。皮损在四肢呈对称分布,躯干部皮损较少。

(2)黏膜损害:包括结膜、口腔、生殖器和肛门黏膜的损害。

(3)急性期结膜充血、大量分泌物、出血性渗出膜或假膜形成。

(4)晚期结膜瘢痕化、倒睫、睑内翻、干眼、角膜缘干细胞缺乏等。

4.治疗

(1)全身治疗:急性期需在重症监护病房或皮肤科治疗,包括温暖的环境、纠正电解质紊乱、防止败血症等,全身使用糖皮质激素可延缓病情进展,但尚有争议。

(2)局部治疗:清除分泌物,保持眼表卫生,用无防腐剂的人工泪液润滑眼表;涂抗生素眼膏预防感染;激素对控制眼部损害无效,并可导致角膜融解、穿孔。

(3)手术治疗:主要针对并发症治疗,应在炎症完全消退后进行。

5.随诊

急性期应1～3天随诊,慢性期可1～2个月随诊。

6.自然病程和预后

本病急性期一般持续2～6周,有自限性。该病死亡率为1%～5%,眼部并发症是患者的长期后遗症之一,其结果取决于最初疾病的严重程度和治疗情况。

7.患者教育

应尽量避免本病的诱因。

(三)良性黏膜类天疱疮

1.概述

眼部良性黏膜类天疱疮相对罕见,发病率为 1/20 000～1/46 000,发病年龄可见于20～87 岁,通常见于老年患者(平均发病年龄为 70 岁),女性多见,约占1.6∶1。在良性黏膜类天疱疮早期,临床表现常难以与慢性结膜炎鉴别,常易误诊,可伴有口腔、鼻腔、瓣膜和皮肤疾病。

2.症状

初期表现为不明原因的双眼非对称性慢性结膜炎症状,如眼红、异物感、干涩、分泌物。

3.体征

慢性进行性结膜瘢痕形成、穹窿缩短、睑球粘连、睑内翻倒睫、干眼和角膜混浊,可伴有全身其他部位的皮肤或黏膜损害。

4.辅助诊断

实验室诊断:结膜活体组织检查或其他受累部位活体组织检查发现基膜有线状免疫复合物沉积可帮助诊断,其阳性率可达 79.6%,但阴性者不能除外良性黏膜类天疱疮,多次活体组织检查可提高阳性率。在某些患者的血清中可检测到抗基膜循环抗体。

5.鉴别诊断

(1)假类天疱疮。

(2)Steven-Johnson 综合征。

(3)Sjögren 综合征。

(4)特应性角结膜炎。

6.药物治疗

(1)局部对症处理:人工泪液,每天 4～6 次;戴湿房眼镜,有睑缘结膜炎时,可热敷、清洁眼睑,局部涂抗生素眼膏,局部应用环孢素,每天 4 次,糖皮质激素的应用尚有争议。

(2)全身:糖皮质激素和免疫抑制剂的应用建议在皮肤科或免疫科医师指导下应用。

7.手术治疗

主要是针对眼部并发症的处理。对于内翻倒睫的患者,应采用电解或冷冻破坏毛囊,以解除倒睫对眼表的刺激;对睑球粘连者,行睑球粘连分离及羊膜覆盖术,或组织工程细胞移植术,或角膜缘干细胞移植术;角膜受累者,可行角膜板层移植或穿透移植。由于眼表损害严重,晚期结膜穹窿消失和眼表面上皮角化的患者,可使用人工角膜以提高视力。上述手术治疗要在完全控制结膜炎症情况下进行,并且要联合全身免疫抑制治疗。

8.随诊

急性期1~2周复诊,缓解期1~3个月复诊。

9.自然病程和预后

本病是进行性结膜瘢痕化和收缩为特征的疾病,预后较差,目前尚无一种局部治疗可有效控制眼部炎症和瘢痕化的进程。

10.患者教育

本病需终身随诊,因约1/5的患者可复发。

第三节　结膜囊肿及良性肿瘤

一、结膜囊肿

结膜囊肿在临床上并不少见。结膜囊肿应当定义为由结膜上皮组织构成囊壁,其中充填了液体物质。引起结膜囊肿的原因很多,大多数是由于手术、外伤、感染、慢性炎症刺激等造成的植入性上皮性囊肿,发生于结膜穹窿部的囊肿体积可以较大;部分囊肿是先天性的。在分类中,部分学者习惯将位于结膜下的包裹性囊肿也列入结膜囊肿的范畴。

临床常见的结膜囊肿按病因分类为以下。

(一)先天性结膜囊肿

先天性结膜囊肿较少见。较小者见于结膜痣,痣本身含有小的透明囊肿。较大的结膜囊肿见于隐眼畸形,眼眶内有一发育很小的眼球及较大的囊肿,囊肿大时可充满眼眶。

1.症状

患者无特殊不适症状。

2.体征

先天性小眼球伴囊肿患者多无视力;部分患者眼窝表面找不到眼球,或很小的眼球位于下方穹窿部,其余部分为囊肿充填。结膜痣患者出生时结膜有隆起病灶,生长缓慢。

3.辅助诊断

无特殊,病理切片为诊断的"金标准"。

4.鉴别诊断

与结膜的实质性肿物相鉴别。与相邻组织的囊肿鉴别。

5.治疗

本病药物治疗无效,根据患者美容的需要,选择手术摘除,可行局部美容手术。

(二)获得性囊肿

获得性囊肿是结膜囊肿临床上最常见的类型,根据病因有各种不同的临床表现。多数患者就诊原因为发现眼表肿物,部分囊肿是患者由于其他原因检查眼睛时偶然被发现。

上皮植入性结膜囊肿:由于结膜外伤、手术等原因,结膜上皮被植入到结膜下,这些上皮细胞增生成团,继之在中央部分发生变性,形成囊腔,囊壁由结膜上皮细胞组成,菲薄而透明,其中可见杯细胞。囊内为透明液体及黏液,囊肿的一侧与巩膜表面或有粘连不易移动,周围组织炎症反应轻;当在囊腔内存在细菌等微生物时,囊肿周围组织可能有急性和慢性炎症。

上皮内生性结膜囊肿:由于结膜受到长期慢性炎症刺激,上皮细胞向内层生长,伸入到结膜下组织。新生的上皮细胞团中央部变性而形成囊肿,充以液体。囊肿好发于上睑及穹窿部结膜,也见于泪阜、半月皱襞、下穹窿及下睑结膜。

腺体滞留性结膜囊肿:由于慢性炎症浸润刺激,使结膜本身腺体的排泄口阻塞、封闭,腺体分泌物不能排出,滞留而形成囊肿。这种囊肿一般很小,多见于穹窿部结膜,也可见于泪阜处。

1.症状

患者无特殊不适,部分患者有结膜炎症表现,表现为眼部异物感、流泪等。

2.体征

半透明或不透明的结节状、半球形隆起,周围可见结膜血管或充血;位于穹窿部的囊肿可以较大,表面为淡紫色,可使用暴露穹窿法使囊肿突起入结膜囊。

3.辅助诊断

无特殊,病理切片为诊断的"金标准"。

4.治疗

本病药物治疗无效,选择手术摘除,当怀疑结膜囊肿为感染性时,切除肿物时尽量保证肿物完整,根据病理诊断报告,考虑术后是否使用抗感染药物;当手术中囊肿壁有破溃时,尽量取囊内容物(液)做涂片检查,确定有无病原体,以便于进一步的治疗。

5.随诊

依据病理诊断结果采取相应治疗,为减轻手术后结膜反应,术中建议使用单股尼龙或丙纶线缝合,拆线时间为缝合后5～7天。当伤口有感染时,根据伤口愈合状况预约复诊。

6.自然病程及预后

穹窿部的结膜囊肿生长较快,体积较大;继发感染多见,手术摘除后复发较少。

7.患者教育

确定囊肿的原因很重要,发现囊肿,建议首选切除组织送病理检查。

二、结膜良性肿瘤

结膜良性肿瘤主要源于结膜上皮或黑色素细胞病变,结膜固有层的间质组织病变亦可引起瘤样增生。与其他部位的肿瘤类似,结膜良性肿瘤包括错构瘤与迷离瘤两类。除原发外,炎症等因素也可以导致组织肿瘤性生长。结膜良性肿瘤的主要组织类型见表5-1。

表 5-1　结膜良性肿瘤的主要组织类型

1.上皮源性	鳞状细胞、基底细胞、黑色素细胞
2.间质性	血管、神经、纤维、脂肪、淋巴、肌肉
3.多种组织源性	迷离瘤

(一)鳞状细胞乳头状瘤

结膜上皮增生,呈外生性生长。

1.症状

大部分患者没有症状,以发现眼球表面肿块或色素为主诉。

2.体征

多为暗粉红色,略隆起于结膜表面,桑葚状或菜花状,位于结膜表面,有时基底呈蒂状。

3.辅助诊断

裂隙灯角膜显微镜检查显示肿瘤表面不平,似有多数小的乳头状结构,半透明,可以隐约看到瘤体内含扩张弯曲血管。

4.实验室诊断

手术切除标本送病理检查以确诊。

5.鉴别诊断

对所有结膜良性肿瘤来说,重要的是判断肿物的性质,除外恶性肿物。临床医师根据肿瘤的外观、生长速度等可以对病灶性质进行初步诊断,帮助确定手术方案,病理检查是诊断的"金标准"。

6.治疗

手术切除为首选治疗手段。目前有学者推荐局部冷冻与手术切除联合的治疗方案。

7.随诊

依据病理诊断结果采取相应治疗,为减轻手术后结膜反应,术中建议使用单股尼龙或丙纶线缝合,拆线时间为缝合后5~7天;当伤口有感染时,根据伤口愈合状况预约复诊。

8.自然病程及预后

当肿瘤体积较大时,继发感染多见,手术摘除后可能复发,部分肿瘤恶变。

9.患者教育

确定肿物性质很重要,建议首选切除组织送病理检查。

(二)色素痣

色素痣属于良性黑色素细胞瘤。有先天性与获得性两类,病理学家 Peter 和 Folberg 博士将成年人患的色素痣归为原发性获得性黑变病的范畴。

1.症状

色素痣为结膜色素性病灶,多无自觉不适。

2.体征

结膜表面有棕黑色、蓝黑色或棕红色病灶,境界清晰,微隆起,表面平滑无血管。痣好发部位为角膜缘附近及睑裂部球结膜,增长缓慢。

3.辅助检查

无特殊。

4.实验室诊断

如手术切除,标本送病理检查。

5.鉴别诊断

同前。

6.治疗

体积小,患者无感不适(生理与心理)的色素痣无须治疗。当痣突然增生,表面不平滑或有出血、破溃等恶变的迹象时,应选择手术切除肿物。对于色素性肿物,临床上务求病灶一次性、全部、完整切除,切除病灶送病理检查。

7.自然病程与预后

色素痣大部分稳定,终身不变或极缓慢生长。部分病例有恶性变的倾向。

8.患者教育

发现结膜色素性肿物,要到医院就诊。切忌自行处理,建议不要使用刺激性药物和方法治疗。

(三)血管瘤

有毛细血管瘤和海绵状血管瘤。毛细血管瘤为先天性瘤,出生后生长缓慢或停止生长。一般范围较小,有时可波及眼睑、眼眶等邻近组织。海绵状血管瘤一般范围较广、位置较深,常为眼眶、眼睑或颜面血管瘤的一部分。有时合并青光眼,称为 Sturge-Weber 综合征。

(四)皮样瘤

皮样瘤为先天性良性瘤。好发于睑裂部角膜缘处。部分位于角膜浅层和结膜侧。瘤体与其下结膜和角膜组织粘连牢固,呈淡红黄色,表面不平,呈皮肤样,伴有纤细毛发。组织学检查含有表皮、真皮、毛囊、皮脂腺、汗腺等,应手术切除,角膜部分做板层角膜移植修补手术。

(五)皮样脂瘤

皮样脂瘤为先天性瘤,因含大量脂肪,故瘤体呈黄色,质软。好发于颞上侧近外眦部结膜下,与眶内组织相连。手术切除时,慎勿损伤外直肌。

(六)骨瘤

骨瘤为先天性瘤。很少见,好发于颞下侧外眦部结膜下,质硬,多呈圆形,如黄豆大小。应与畸胎瘤区别。

第四节　结膜恶性肿瘤

一、鳞状细胞癌

临床并不常见,本病属于结膜鳞状上皮的病变,目前有部分学者将其归类为眼表鳞状细胞肿瘤,可能与紫外线辐射有关。

(一)临床表现

患者开始时并无特殊不适,以后可能有眼干涩、局部充血等;病变通常发生在睑裂部,发生在角膜缘处的病变,病灶外观类似泡性角膜结膜炎。病灶表面有血管,增长较迅速,可表现为菜花状、鱼肉状或胶冻状外观。结膜鳞状细胞癌病灶表面及周围结膜经常发生角化。在较少情况下,肿瘤可浸润进入眼内,并经淋巴转移到耳前淋巴结、颌下淋巴结及颈部淋巴结。

(二)诊断

病理诊断为本病诊断的"金标准"。

(三)治疗

临床首选手术切除病灶。在切除时,选用肿瘤非接触切除原则,意为在手术中切除缘距肿瘤肉眼病灶2~3 mm。肿瘤的复发率与肿瘤切除缘是否存在肿瘤细胞相关。目前也有采用手术切除病灶联合局部冷冻、局部化学治疗和局部放射治疗法抑制肿瘤复发。

二、恶性黑色素瘤

恶性黑色素瘤约占眼表恶性肿瘤的 2%。其大部分来源于原发性获得性黑变病,1/5 源于色素痣恶变,仅很少量为原发性黑色素瘤。

(一)临床表现

患者发现结膜表面黑色或灰褐黑色实质性病灶,伴有扩张的滋养血管;非色素性病灶呈现为表面平滑、鲜鱼肉样外观的结节。肿瘤的好发部位为角膜缘处的结膜表面。

(二)鉴别诊断

(1)较大的色素痣:痣生长慢,不侵犯周围组织,如角膜。

（2）眼内黑色素瘤穿破眼球壁：瘤体增长迅速，色黑，表面不平呈分叶状，结膜病灶与其下组织粘连牢固。

（3）色素细胞瘤：少见，呈先天性黑色病灶，通常不易在眼表移动。

（4）有色素的鳞状细胞癌：表面粗糙，有隆起较明显的结节。

（三）治疗

根据肿瘤状态，采取单纯切除、局部化学治疗或扩大切除、放射治疗等手段。色素性肿瘤常早期血行扩散，切除后复发率高，易发生全身转移。制定手术切除治疗方案要慎重、考虑周全并与患者进行良好沟通。

三、卡波西肉瘤

卡波西肉瘤发生于获得性免疫缺陷综合征患者。常孤立或多发，呈扁平斑状或结节状。瘤体呈红色、暗红色或青紫色，常见的生长部位为下睑和下穹窿部，易被误诊为结膜下出血。

第六章　巩膜疾病

第一节　巩膜的先天异常

一、蓝色巩膜

蓝色巩膜是巩膜发育停顿在胚胎状态所致,其巩膜纤维减少,纤维间黏多糖基质增多,致巩膜透明度增加,比较罕见。通常可见葡萄膜色素,使除邻接角巩膜部1～2 mm区外的全部巩膜外观呈均匀亮蓝色或蓝灰色,新生儿特别是早产儿,易见到半透明的巩膜下隐约显露葡萄膜色调,呈均匀的蓝色。但只有在生后3年巩膜仍持续为蓝色时,才被视为病理状态。多为双眼发病,但也有单眼发病者。

此病虽可单独出现,但多与其他全身发育异常、全身的支持组织发育异常相伴发,如骨脆症、关节脱臼和耳聋等。本病患者大多数有蓝色巩膜,其次可出现骨脆症及耳聋。骨脆症可分为3型。①成骨不全:在出生前及出生后即有自然骨折倾向或多处骨折。②骨脆症:常见婴儿早期出现骨折。③缓慢型:骨脆症发生于2～3岁,青春期后可发生耳硬化症。上述多种类型可出现于同一家庭的同一代人。耳聋的症状多发生于20岁以后,为耳硬化所致,也有因迷路病变导致耳聋者,有耳硬化者其巩膜蓝色常较重。

蓝色巩膜-脆骨综合征常并发颅骨变形、关节脱位、牙齿畸形、胸廓异常、指(趾)愈合、韧带松弛、下肢不完全麻痹等。眼部可并发角膜老年环、绕核性或皮质性白内障、大角膜、小角膜、圆锥角膜、小眼球、眼球震颤、青光眼、眼睑下垂、眼睑畸形、青年性脉络膜硬化、部分性色盲等。

认为本病可能与甲状旁腺功能亢进有关,目前无特殊治疗。

二、巩膜黑变病

巩膜黑变病是在巩膜前部约距角膜缘 3.5 mm 处,有紫灰色或蓝灰色境界鲜明的着色斑块,斑块不隆起,形状呈不规则花斑状,特别多见于睫状血管穿过处。病侧眼虹膜呈深褐色,眼底可见色素增多。多数为单眼发病,仅 10% 为双眼发病。同时伴有同侧颜面,特别是眼睑皮肤范围较广的色素斑,视功能一般不受影响。

(一)病因

有些病例有遗传倾向,遗传方式多为常染色体显性遗传,但也有隐性者。

(二)病理

巩膜棕黑层一般正常,中层色素减少,色素主要集聚于表层和上巩膜层胶原纤维之间。可见典型的载色细胞,其长突在巩膜纤维束之间缠绕。

(三)治疗

本病一般无特殊治疗,但应注意观察眼压及眼底改变,如发现异常,应对症处理。

三、先天性巩膜扩张

先天性视盘周围巩膜扩张使眼球后极部向深部凹陷。凹陷区的边缘清楚,并有一萎缩的脉络膜晕环,有时在环内暴露出白色巩膜。这种先天异常并非眼组织缺损,主要由于中胚叶形成眼球后极致密巩膜的发育延误。这种异常有时还见于某些小眼球。也有的影响到黄斑区或偏颞侧而不累及视盘。

第二节 巩 膜 炎

巩膜因血管和细胞少,又没有淋巴管,绝大部分由胶原组成,其表面为球结膜及筋膜所覆盖,不与外界环境直接接触,因此巩膜自身的疾病很少见。绝大部分巩膜炎是由相邻的组织或全身疾病而引起。据统计,其发病率仅占眼病总数的 0.5% 左右。巩膜炎具有以下临床特征:①病程较长,易复发。②与眼部邻近组织或全身自身免疫性疾病相关。③对特异性及综合性治疗个体反应的差异较大。

巩膜炎的发病率女性多于男性,女性约占 70％以上,双侧巩膜炎占 50％左右,而后巩膜炎占 10％左右。发病年龄常见于中年,35 岁以上者多见。

一、巩膜炎的病因

巩膜炎的病因多不明,尤其与全身疾病有关的巩膜炎,原因更难确定,甚至连炎症的原发部位是在巩膜、上巩膜、球筋膜或是在眶内其他部位也不清楚。

(一)外源性感染

临床不多见,可为细菌、真菌和病毒等通过结膜、眼内感染灶、外伤口、手术创面等引起感染。

(二)内源性感染

临床上很少见,如全身的脓性转移灶或非化脓性肉芽肿(结核、麻风、梅毒等)。

(三)自身免疫性疾病

特别是血管炎性免疫性疾病,是最常见引发严重巩膜炎的病因。

此类型巩膜炎的发生、发展与病变程度与自身免疫性疾病的性质、持续状态和严重程度有关。如常见的原发性中、小血管炎性病变,并伴结缔组织炎的疾病,如类风湿关节炎、系统性红斑狼疮、复发性多软骨炎。

另一类为血管炎症伴肉芽肿性疾病,如结节性多动脉炎、贝赫切特综合征、韦格纳肉芽肿病等。另外,还有与皮肤或代谢有关的疾病,如酒糟鼻、痛风等。所以临床上医师要诊断巩膜炎时,需要对患者眼及全身做全面的检查,找出可能的全身病因,以便眼病和全身病同时治疗,以达到良好的疗效。

二、巩膜炎的组织病理

巩膜炎的组织病理学研究不多,目前的结果多见于摘除眼球和术中切下病变组织的观察结果。巩膜炎时出现的浸润、肥厚及结节是一种慢性肉芽肿性改变,具有炎性纤维蛋白坏死及胶原纤维破坏的特征。常在血管进出部位见局限性炎症。

肉芽肿性炎症表现为被侵犯的巩膜为慢性炎症,有大量的多核白细胞、巨噬细胞和淋巴细胞浸润,这些细胞与炎症组织形成结节状及弥漫性肥厚的病灶。肉芽肿被多核的上皮样巨细胞和血管包绕,有的血管有血栓形成。类风湿性结节性巩膜炎除表现为有巩膜肉芽肿样改变外,血管周围炎表现突出;而非风湿性结节性巩膜炎则表现为巩膜明显增厚、结缔组织反应性增生,但很少坏死,血管周围炎表现不明显,而以淋巴细胞浸润为主。

浅层巩膜炎表现为浅层巩膜血管充血、淋巴管扩张,炎症控制后多不留痕迹。前巩膜炎常会波及角膜,而近角膜缘的角膜基质炎也常累及前段巩膜。

坏死性巩膜炎时,病灶中央区出现纤维蛋白坏死,严重时见炎症细胞浸润中心有片状无血管区,造成组织变性坏死,继而可出现脂肪变性或玻璃样变性、钙化等。坏死组织逐渐吸收,此局部巩膜变薄而扩张。眼内眼球组织膨出,形成巩膜葡萄肿样改变。有的则纤维增生,形成肥厚性巩膜炎。

三、巩膜炎的临床类型及临床表现

巩膜炎的临床类型,按侵犯巩膜的部位分为前部、后部及全巩膜炎 3 类。按病变性质又分为单纯性、弥漫性、结节性、坏死性 4 类,而临床上的诊断是把病变部位和病变性质这两种分型结合起来进行分类,如以弥漫性前部巩膜炎最为常见,约占 50%,其次为结节性前部巩膜炎,前部坏死性巩膜炎相对较少,后巩膜炎约占 10%。由于后部巩膜炎易被临床医师忽视,实际发病率可能高于 10%。

(一)巩膜外层炎

1.单纯性巩膜外层炎

常见于睑裂区靠近角膜缘至直肌附着之间的区域,表现为表层巩膜及其上方球结膜发生弥漫性充血,充血为暗红色,巩膜表浅血管曲张,无深层血管充血的紫色调,也无局限性结节。常有眼胀痛、刺痛感,不影响视力,本病可周期性发作,一般发作时间较短,有的女患者与月经周期有关。

2.结节性巩膜外层炎

较常见,是以局限性巩膜充血、结节为特征的一种巩膜外层炎,结节可为 1 个或数个,直径为 2～3 mm,结节位于巩膜表层组织内,可被推动,同时病灶处的球结膜充血、水肿。病程约 2 周,结节由红色变为粉红色,形态也由圆形或椭圆形隆起逐渐变小和变平,最后可完全吸收。一般不影响视力。结节在反复发作时可出现于不同部位,最后可形成环绕角膜、巩膜的环形色素环。

有些患者可引起周边部角膜基质炎或虹膜睫状体炎。

(二)巩膜炎

巩膜炎比表浅巩膜炎严重,较少见,是巩膜本身的炎症。常发病急,伴发角膜和葡萄膜的炎症。由于反复发作,常导致巩膜变薄及相邻组织的炎症而引起并发症,故预后不佳。

巩膜炎主要与全身血管性自身免疫性疾病、胶原性疾病和代谢性疾病关系密切。免疫反应的类型以Ⅲ、Ⅳ型抗原抗体复合物或迟发型超敏反应为主,如原发坏死性前巩膜炎患者对巩膜可溶性抗原是迟发型超敏反应,但多数患者难找出原因。

（三）前巩膜炎

病变位于赤道前,可分为弥漫性、结节性和坏死性前巩膜炎 3 种。

1.弥漫性前巩膜炎

本病是巩膜炎中最良性的一种,只有约 20％合并有全身性疾病。临床上也可见病变处巩膜弥漫性充血,上方球结膜常轻度充血,但水肿较明显,在结膜充血、水肿看不清下方巩膜时,滴 1∶100 肾上腺素收缩球结膜血管后,便易发现下方巩膜血管的充盈情况和巩膜的病变范围。病变范围可局限于一个象限,严重者也可占据全眼前段。

2.结节性前巩膜炎

临床上起病缓慢,但逐渐发展。眼胀痛、头痛、眼球压痛为最常见症状。炎性结节呈深色或暗色,完全不能活动,但与上方浅层巩膜组织分界清楚。结节可单发,也可多发,有的可以形成环形结节。病程较长,有的可达数年。常合并有角膜基质炎或虹膜睫状体炎,而影响视力。

3.坏死性前巩膜炎

坏死性前巩膜炎是最具破坏性的 1 种,也常是全身严重血管性疾病或代谢病的先兆,病种迁延,常累及双眼。临床上早期表现为巩膜某象限局灶性炎症浸润,可见病变区充血、血管曲张,典型表现为局限性片状无血管区,在此无血管下方或附近巩膜表现为水肿。病变的区域开始很小,随着病程进展,可见大面积坏死或从原发病处向周围扩展,也可见几个不同象限同时有病灶存在,最后可侵及全巩膜。当炎症控制后巩膜仍继续变薄,可见到下方的葡萄膜色素。当眼压升高时,易出现巩膜葡萄肿。Foster(1992)观察的 172 例巩膜炎患者中,有 34％为坏死性前巩膜炎,其中 4 例为成人类风湿关节炎患者。巩膜炎的加重与类风湿因子的活动有密切关系,从弥漫性或结节性前巩膜炎向坏死性前巩膜炎进展时,也通常意味着身体其他部位有类风湿性血管炎。坏死性前巩膜炎还可见于巩膜外伤后。系统性红斑狼疮患者中有 1‰出现前巩膜炎,其出现是系统性红斑狼疮全身活动期的体征。全身疾病恶化时,前巩膜炎同步加重并有复发性,有时可见到弥漫性或结节性前巩膜炎转化成坏死性前巩膜炎。

（四）后巩膜炎

后巩膜炎指发生于赤道后部及视神经周围巩膜的炎症。著名巩膜炎专家

Watsor 指出："后巩膜炎是眼科中最易误诊而又具有可治性的疾病之一。"由于临床表现变化多样，常导致临床上误诊或漏诊。本病在未合并前巩膜炎，外眼又无明显体征时，最易造成漏诊。在检查一些被摘出的眼球后，发现患过原发性后巩膜炎或前巩膜炎向后扩散的眼球并不少见，表明后巩膜炎在临床上的隐蔽性。

1.症状

后巩膜炎最常见的症状有眼胀痛、视力下降、眼部充血等，疼痛程度与前部巩膜受累程度成正比。有些患者除主诉眼球痛以外，还放射到眉部、颞部等。也有一些患者没有症状或仅有这些症状中的 1 种。严重患者可伴有眼睑水肿、巩膜表面血管曲张、球结膜水肿、眼球突出或出现复视。有时症状和体征与眼眶蜂窝织炎难以区别。其鉴别为巩膜炎的球结膜水肿较蜂窝织炎明显，而眼球突出又较蜂窝织炎轻。

视力下降是最常见的症状，其原因是巩膜的炎症引起相应视网膜的炎症，有时可造成渗出性视网膜脱离、黄斑部的后巩膜炎性渗出，可致黄斑囊样水肿，还可直接导致视神经炎发生。由于后巩膜弥漫性增厚导致眼轴缩短，有些患者主诉近视度数减轻或远视明显增加，而引起视疲劳。

临床和病理方面的研究结果显示，后巩膜炎患者常有前部巩膜受累，表现为高隆部浅层巩膜血管扩张及弥漫性或结节性前巩膜炎。重症后巩膜炎的患者可同时伴有巩膜周围炎。这些炎症常扩散到眼外肌或眼眶，导致眼球突出、上睑下垂和眼睑水肿等表现。由于眼外肌炎症，也可见眼球转动痛或复视。

2.体征

除部分有前巩膜炎的表现外，大部分为眼底的改变，如视盘水肿、黄斑囊样水肿、浆液性视网膜脱离、视神经炎或球后视神经炎。概括起来有以下几个方面：①局限性眼底肿胀。常见于结节性后巩膜炎引起的脉络膜隆起，有些患者并无明显症状，只是在检查时才被发现，有些患者有眼眶周围痛。隆起处视网膜色泽一般与正常眼底网膜无差异，但常见周边的脉络膜皱褶或视网膜条纹。②脉络膜皱褶、视网膜条纹和视盘水肿。这是后巩膜炎的主要眼底表现。③环形脉络膜脱离。在邻近巩膜炎病灶处可见略显球形的脉络膜脱离，但环形睫状体脉络膜脱离更常见，易导致虹膜隔前移，致房角前移造成眼压升高。④渗出性黄斑脱离。常见于年轻女性患者。后巩膜炎可致后极部血-视网膜屏障破坏，而出现渗出性视网膜脱离，这种脱离只限于后极部。荧光眼底血管造影可见多处小的荧光渗漏区，超声检查可助于诊断。因此，对原因不明的闭角型青光眼、脉络膜皱褶、视盘水肿、局限性眼底肿块、渗出性视网膜炎等患者，应想到此病的可能。

四、巩膜炎的眼部合并症

巩膜炎的眼部合并症较多,常见于坏死或穿孔性巩膜炎,在炎症或继发眼内炎症时,合并有周边角膜炎（37%）、白内障（7%）、葡萄膜炎（30%）、青光眼（18%）、巩膜变薄（33%）等。

前巩膜炎扩散引起虹膜睫状体炎,后巩膜炎则常造成脉络膜炎。虽然有1/3的巩膜炎患者有巩膜变薄、巩膜玻璃体变性等,但只有严重坏死性巩膜炎和巩膜软化症时才可见到巩膜穿孔的发生。

(一)硬化性角膜炎

硬化性角膜炎常为女性发病,年龄较大,多累及双眼,反复发作,可波及全角膜及虹膜、睫状体,造成闭角型青光眼的发作。

临床表现为病变的边缘角膜白色纤维化样混浊,脂质沉着,相应的巩膜血管曲张,巩膜与发病角膜之间边界不清。角膜纤维化混浊区可见较强的反光和似有棉花颗粒的聚积。随着病情的进展,角膜混浊区逐渐扩大,并向角膜中央延伸,病变的角膜区常为新生血管形成。结节性巩膜炎表现为较局限的角膜炎症,这些角膜炎也常伴有角膜的带状疱疹感染。

其他表现为角膜中央的表面或浅中基质层混浊,与巩膜部位无关系,角膜混浊区开始呈灰白色或灰黄色,以后变为白色,典型的呈舌状或三角形,尖端朝向角膜中央。炎症控制后,在角膜基质板层内常残留线状混浊,外观如陶瓷状。这些混浊一般不消失,严重患者的角膜混浊可以逐渐发展为环状,仅角膜中央留有透明区,进而发展成全角膜混浊。

(二)虹膜睫状体炎

巩膜炎可造成葡萄膜炎,其炎症几乎都是由巩膜的炎症扩散或伸延而造成的。Foster报道了32例类风湿性巩膜炎患者中,14例有虹膜睫状体炎。并发虹膜睫状体炎的患者中,7例为坏死性巩膜炎,5例为弥漫性巩膜炎,2例为结节性前巩膜炎。还有些患者可同时伴有脉络膜炎。

(三)青光眼性巩膜炎

前巩膜炎的各阶段均可导致眼压升高,青光眼性巩膜炎的发生率为19%,而摘除眼球的组织学研究发现其发生率可增加到40%以上,其原因为:①睫状体脉络膜渗出导致虹膜-晶状体隔前移而致房角关闭。②房水中炎症细胞浸润阻塞小梁网及房角。③表层巩膜血管周围炎症浸润后组织增厚,致巩膜静脉压上升。④Schlemm 管周围淋巴管增生,影响房水流出速度。⑤全身及眼局部长期应用糖皮质激素,诱发皮质激素性青光眼。

(四)视网膜和视神经炎

后巩膜炎时常伴发后极部视网膜水肿、渗出性脱离、视盘水肿和黄斑部水肿,还可见眼底网膜上有絮状渗出。还有报道见双侧坏死性巩膜炎与双侧缺血性视神经病变和边缘性角膜溃疡同时发生。

(五)眼球运动障碍

约有 10%的巩膜炎患者有眼球运动障碍,主要为后巩膜炎症波及眼外肌所致,主要症状和体征为疼痛、视力下降、复视,检查时常见眼睑水肿和球结膜水肿,为炎症累及眼肌致运动受限性眼位的表现。

五、巩膜炎的全身检查及实验室检查

由于巩膜炎常与自身免疫性疾病有关,在诊断时除全身与局部的特征外,进行全身和实验室检查是十分必要的。

(一)全身检查

胸、脊柱、骨骼关节 X 线检查。

(二)实验室检查

1.血常规

如类风湿关节炎有贫血、血小板计数增多、嗜酸性粒细胞计数增多等。血沉加快是巩膜炎的共同表现,还可表现为补体水平下降。肝功能、肾功能、血清肌酐和尿素氮检查也有助于鉴别诊断。

2.免疫学指标

(1)类风湿因子:是一种自身抗体,约 80%的典型类风湿关节炎患者血清类风湿因子阳性,尤其是坏死性巩膜炎的患者,抗体浓度明显升高。

(2)循环免疫复合物:与类风湿性巩膜炎等有密切关系,有时类风湿因子阴性的患者,循环免疫复合物可为阳性。

(3)抗核抗体:约 40%的类风湿关节炎患者的血清抗核抗体为阴性,在巩膜炎患者中,约有 10%表现为此抗体阳性。

(4)其他:如补体、冷球蛋白等也可作为血清学的辅助检查。

(三)特殊检查

1.荧光眼底血管造影

(1)典型的弥漫型或结节型巩膜炎,荧光眼底血管造影显示血管床的荧光增强与通过时间减低,血管充盈形态异常,异常吻合支开放,血管短路,深部巩膜组织中早期荧光素渗漏。

(2)荧光眼底血管造影早期可见脉络膜背景光斑,继而出现多个针尖大小的强荧光区,晚期这些病灶的荧光素渗漏。但这些表现并不是后巩膜炎的特异性表现。

2.超声检查

主要用于后巩膜炎的诊断,一般认为厚度在 2 mm 以上考虑异常。另外可见球后组织水肿、视盘水肿、视神经鞘增宽和视网膜脱离等。对于后巩膜炎眼前节无任何炎症体征者,B超检查尤为重要,是诊断的重要手段。

3.计算机体层显像(CT)

此项检查的特异性不如超声检查,但 CT 除可显示巩膜厚度外,还可显示视神经前段和相邻眼外肌的变化。

4.MRI

有报道此项检查在诊断后巩膜炎时不如 CT 可靠,目前正在研究中。

六、诊断和鉴别诊断

根据病史、眼部及全身表现、实验室和特殊检查,一般诊断并不困难,但应与以下的疾病进行鉴别。

(一)眼眶炎性假瘤

尤其眼眶急性炎性假瘤,有许多症状和体征与后巩膜炎相似,如均有急性发作、中度或重度疼痛、眼睑水肿、上睑下垂、结膜充血和水肿、眼球运动障碍等,B超检查均显示巩膜增厚和结膜囊水肿。但 CT 显示眼眶炎性假瘤时眶内多可见到炎性肿块,还可从 B 超检查和 CT 检查结果判断是巩膜增厚还是眼球壁周围炎症引起的水肿。

(二)脉络膜黑色素瘤

除了较典型的眼底表现外,超声显示肿块呈低反射、无球后水肿等。有后巩膜炎误诊为脉络膜黑色素瘤摘除眼球的报道。

(三)脉络膜皱纹和黄斑水肿

如格雷夫斯眼病、眶肿瘤等也可出现这些体征。

七、巩膜炎的治疗

巩膜炎的治疗原则为首先应明确病因,对因治疗的同时进行眼部对症治疗。

(一)巩膜外层炎

巩膜外层炎是一种良性复发性眼病,有自限性,如不进行治疗,1~2 周可自愈,如局部应用糖皮质激素或非甾体抗炎药,可迅速缓解症状,如巩膜炎合并虹膜睫状体炎时,按虹膜睫状体炎的治疗原则进行处理。

(二)巩膜炎

局部和全身应用糖皮质激素或非甾体抗炎药常可使炎症迅速减轻和控制。但对深层巩膜炎,结膜下注射糖皮质激素类药物后可造成巩膜穿孔,应视为禁忌。目前眼用制剂工艺已有很大改善,药物对眼球的穿透性较好,故完全可用滴眼液滴眼的方法来取代结膜下注射。

局部应用糖皮质激素滴眼液。首次应用时,需用较高浓度的糖皮质激素滴眼液频繁滴眼,15 分钟至半小时 1 次,共 4~6 次。当结膜囊内药物达到一定浓度后,改为 2 小时 1 次,1~3 天如症状明显控制后,改为每天 4 次。为巩固疗效和防止发生糖皮质激素青光眼,用低浓度的滴眼液以维持和巩固疗效。当局部用药效果不佳或巩膜炎较严重时,则应联合全身应用糖皮质激素,如泼尼松 1~1.5 mg/kg,视病情变化,1~2 周开始逐渐减量。在口服糖皮质激素时,应采用生理疗法,即在早上 8 点钟左右一次性口服,并且适当补钾及钙,以减少全身的不良反应。

严重病例,如坏死性巩膜炎,为单眼发病时,进展较缓慢,可每周 2 次加用环磷酰胺联合糖皮质激素治疗。而当坏死性巩膜炎为双眼发病、病情进展快时,在严格检测肾功能后,加大环磷酰胺的药量,每天 2 mg/kg。用药期间一定要注意血常规的变化。

环孢素 A 作为一种强效免疫抑制剂,开始主要用于组织和器官移植术后的抗免疫排斥,并已用于治疗自身免疫性疾病,包括眼葡萄膜炎、视网膜血管炎等眼部疾病,近年来有很多应用环孢素 A 治疗巩膜炎成功的报道。其作用机制为选择性作用于 CD4 细胞、抑制抗原诱导下的 T 细胞激活过程,因此能中断 T 细胞的早期激活反应,而对已激活的细胞毒性 T 细胞影响较小,且无骨髓毒性。眼科应用有 1% 环孢素 A 滴眼液、2% 环孢素 A 眼膏,严重患者可口服环孢素胶囊 2~3 mg/(kg·d),还有报道糖皮质激素联合环孢素 A 治疗重度巩膜炎比联合环磷酰胺疗效好,不良反应少。

手术治疗:只适用于坏死性巩膜炎患者,切除坏死组织行同种异体巩膜修补术,术后还需行全身和局部的药物治疗。

第三节 特殊类型的巩膜炎

特殊类型的巩膜炎几乎均与全身的某些疾病有关,很多为全身疾病在眼部的一种表现,如类风湿关节炎,其巩膜炎的发病率为 10%～30%,系统性红斑狼疮的巩膜炎发生率为 1%。另外,复发性多软骨炎、关节炎、结节性多动脉炎、贝赫切特综合征等均报道与巩膜炎的发病有关,以下重点叙述发病率较高、病程较重的几种特殊巩膜炎。

一、韦格纳肉芽肿病

韦格纳肉芽肿病是一种病因不明的全身性疾病,主要为全身胶原血管病的眼部表现,最初可为眼部表现。全身表现为上呼吸道和下呼吸道肉芽肿性炎症、全身坏死性血管炎及肾小球肾炎三大主要症状。本病发病率并不高,为散在性,发病年龄多为 40～60 岁。

(一)病因与发病机制

近年来的研究显示,韦格纳肉芽肿病可能是一种由 T 细胞介导的迟发型超敏反应,发病机制主要为免疫复合物、抗血管内皮细胞抗体淋巴细胞和抗溶酶体抗体介导的组织损伤,其中淋巴细胞介导的损伤可导致形成 T 细胞和巨噬细胞的肉芽肿,且对软组织损伤的作用较大。

组织病理改变主要为实质性组织损伤、小血管炎和肉芽肿性炎症,还有报道认为此病与某些病毒感染造成的病理损坏有关。

(二)临床表现

韦格纳肉芽肿病眼部表现较多,包括巩膜炎、角膜炎、缺血性视神经病变、视网膜血管阻塞及全葡萄膜炎等,严重者还有眼眶炎性假瘤、眶蜂窝织炎等表现,多为双眼先后发病,伴有眼部疼痛。

坏死性巩膜炎和边缘性角膜溃疡是韦格纳肉芽肿病最严重的眼部表现,常引起眼球穿孔,许多该病引起的角膜损害在开始很难与蚕食性角膜溃疡相区别,特别是蚕食性角膜溃疡(恶性型)更难区别。一般来说,后者的角膜溃疡为主要发病过程,而韦格纳肉芽肿病则以巩膜的炎症为主。大约10％的韦格纳肉芽肿病患者双眼视力丧失,其原因有严重角膜和巩膜炎症致眼球穿孔、全巩膜炎致葡萄膜炎、视网膜炎、新生血管性青光眼等,还有呼吸道肉芽肿侵入眶内等一系列病理损坏所致。

由于自身免疫导致的实质性组织损伤和广泛的小血管炎可以引起肾小球的严重损害,故早期可检查到尿中有红细胞,后期可有肾功能异常。由于全身的抵抗力减低,再加上全身应用免疫抑制剂,肺部容易继发其他感染,而被误诊为肺炎或肺结核。鼻部的软骨破坏可以形成鼻梁塌陷和马鞍鼻。

国内有学者报道1例韦格纳肉芽肿病,除双眼角膜缘溃疡,还合并两下肺大小不等斑片状密度增生阴影,以及双肘及膝部皮肤对称性结节。谢立信(1984)报道2例韦格纳肉芽肿病,初诊被误诊为蚕食性角膜溃疡而10余次行板层角膜移植手术,当发现患者鼻梁塌陷和出现明显肺部似其他感染的症状和体征时,才确诊此病。

(三)诊断

根据:①临床上有眼部特异性表现。②鼻或口腔炎症,胸部X线检查异常。③肾功能异常。④受累部位活体组织检查可见典型实质性组织损伤、血管炎和肉芽肿性改变等。应进行综合判断。近年有报道抗中性粒细胞胞质全身抗体的增高与韦格纳肉芽肿病的发病关系密切,所以应用对此抗体的检测是目前诊断本病一种较为敏感的实验室手段。

(四)治疗

(1)全身和局部应用免疫抑制剂治疗:全身应用环磷酰胺和糖皮质激素,或环孢素A联合糖皮质激素,均可以获得一定疗效。局部用1％环孢素A滴眼液或眼膏,同时滴用糖皮质激素。为了防止组织的自溶和感染,配合应用3％半胱氨酸滴眼液和抗生素滴眼液滴眼。

(2)疗效欠佳者,可以行结膜切除术联合板层角膜移植术。

二、结节病

结节病是一种病因不明的侵犯多系统的全身病。主要侵犯胸内脏器,占90％。眼部受累占本病的20％～50％,眼部首发结节病症状者较少见,而巩膜受累者则更为罕见。一般预后较好,但也有预后不良者。

(一)病因与发病机制

近年来免疫学研究发现,本病可能属于迟发型变态反应,T 细胞无反应性和细胞免疫障碍,淋巴细胞增生伴 B 细胞活性增高,体液免疫亢进。这种类型的肉芽肿性改变可能与个体免疫机制失调的自身免疫性疾病有关。病变组织表现为肉芽肿性改变。主要是由类上皮细胞构成的结节,无干酪样变和周围淋巴细胞浸润。

(二)临床表现

眼结节病中眼球各部分组织均可受累,其中葡萄膜炎是主要的表现,占眼结节病的 40%～72%。急性前部葡萄膜炎的特征为羊脂状角膜后沉着物,约 1/4 的患者可见虹膜结节及脉络膜大而粉红的结节。视网膜蜡样渗出或小圆形结节,视盘也可受累。玻璃体病变呈雪球样混浊。严重病例晚期可继发青光眼及后巩膜炎而失明。

全身体征:皮肤病变多见于女性,面部红斑、丘疹、结节、涎腺肿大,但此病主要为肺部病变及肺门淋巴结肿大等。

(三)诊断

可依据全身的特征性表现、胸片、化验室免疫指标、活体组织检查、眼部 B 超、CT 等检查进行诊断。

(四)治疗

尚无特异性治疗,部分患者有自愈倾向。采用局部对症治疗及全身免疫抑制剂治疗,可能会使病情缓解。

第四节　巩膜葡萄肿

各种原因致巩膜变薄,在眼压作用下变薄的巩膜连同深层葡萄膜组织向外扩张膨出,透过巩膜呈现葡萄膜的颜色,称为巩膜葡萄肿。根据发生部位分为前部、赤道部、后葡萄肿。根据发生的范围分为部分性、全巩膜葡萄肿。

一、临床特征

(1)前巩膜葡萄肿膨出位于睫状体区或者角膜缘与睫状体区之间。常见于继发性青光眼、巩膜炎、眼内肿瘤或外伤之后。

（2）赤道部巩膜葡萄肿发生在涡静脉穿出巩膜处，呈深紫色或暗黑色局限性隆起。常见于巩膜炎或者绝对期青光眼。

（3）后部巩膜葡萄肿位于眼底后极部及视盘周围。多见于高度近视眼患者，偶见于先天性疾病患者。后部巩膜葡萄肿可伴随脉络膜萎缩及脉络膜新生血管形成。

二、治疗

（1）应针对原发病治疗。

（2）控制眼压，以缓解葡萄肿的发展和扩大。

（3）若患眼视功能已经丧失，可考虑眼球摘除，并行义眼台植入术。

<table>
<tr><td>第七章</td><td>角 膜 疾 病</td></tr>
</table>

第一节　角膜的先天异常

一、圆锥角膜

圆锥角膜是一种表现为局限性角膜圆锥样突起,伴突起区角膜基质变薄的先天性发育异常。常染色体显性或隐性遗传。可伴有其他先天性疾病,如先天性白内障、马方综合征、无虹膜、视网膜色素变性等。

(一)临床表现

一般于青春期前、后,双眼发病,视力进行性下降,初时能以近视镜片矫正,后因不规则散光而需佩戴接触镜增视。典型特征为角膜中央或旁中央锥形扩张,圆锥可大可小,为圆形或卵圆形,角膜基质变薄区在圆锥的顶端最明显。圆锥突起可导致严重的不规则散光及高度近视,视力严重下降。

用钴蓝光照明时,半数病例在圆锥底部可见泪液浸渍和铁质沉着形成的褐色 Kayser-Fleischer 环。角膜深层见基质板层皱褶增多而引起的垂直性 Vogtxgt 线纹,平行于圆锥较陡的散光轴,角膜表面轻轻加压可使 Vogt 线纹消失。患眼下转时,可见锥体压迫下睑缘形成的角状皱褶,即 Munson 征。后弹力层破裂发生急性圆锥角膜时,角膜急性水肿,视力明显下降。一般 6~8 周急性水肿消退,遗留中央区灶性角膜混浊,后弹力层也有不同程度的混浊瘢痕。也可因长期佩戴接触镜磨损角膜表面,引起圆锥顶端的瘢痕或角膜上皮下的组织增生。这些混浊可引起严重的眩光,也可引起视力下降。

(二)诊断

明显的圆锥角膜易于确诊。当外观及裂隙灯所见不典型时,早期圆锥角膜的诊断较困难。目前,最有效的早期诊断方法为角膜地形图检查,显示角膜中央地形图畸变,下象限角膜变陡斜,随着病变进展,角膜陡斜依次扩张到鼻下、颞上、鼻上象限。对可疑的变性近视、散光的青少年,应常规进行角膜地形图检查。其他的检查方法还有 Placido 盘、角膜曲率计、视网膜检影等。

(三)治疗

轻症患者可根据验光结果戴框镜或角膜接触镜提高视力。不能满意矫正视力或圆锥角膜发展较快时,应行角膜移植。规范、精确的显微技术进行穿透性角膜移植,可降低手术源性散光,使患者获得满意视力。早中期的圆锥角膜且角膜中央无混浊者,可考虑行板层角膜移植,但术后视力不及穿透性角膜移植患者。急性圆锥角膜宜延期手术。

二、大角膜

大角膜是一种角膜直径较正常大而眼压、眼底和视功能在正常范围的先天性发育异常。可能与发育过程中视杯增大受阻、视杯前部边缘闭合障碍有关,这样就导致视杯前部的空间增大,以致需要面积较大的角膜来填充。伴有系统性胶原合成疾病的患者发生大角膜,与角膜胶原的产生异常有关。该病为 X 连锁隐性遗传病,基因位点已被证实位于 Xq2.13-q22。

男性多见,多为双侧性,无进展。角膜横径＞13 mm,垂直径＞12 mm,眼前段不成比例扩大。角膜大而透明,角膜缘界限清晰。少数患者可合并眼部其他异常或全身先天性异常。诊断大角膜时,应与先天性青光眼鉴别,后者角膜大而混浊,角膜缘扩张而界限不清,伴眼压升高等。

三、小角膜

小角膜是一种角膜直径小于正常,同时常伴有其他眼部异常的先天性发育异常。发生小角膜的原因不明,可能与婴儿生长停滞有关。另外,也可能与视杯前部的过度发育及由此使角膜发育的空间减少有关。常染色体显性或隐性遗传。

单眼或双眼发病,无性别差异。角膜直径＜10 mm,角膜扁平,曲率半径增大,眼前节不成比例缩小。常伴有虹膜缺损、脉络膜缺损、先天性白内障等眼部先天异常,以及肌强直营养不良、胎儿酒精综合征和 Ehlers-Danlos 综合征等全身性疾病。此外,小角膜常伴浅前房,易发生闭角型青光眼。不伴有闭角型青光眼的患者中,20%的人以后可能会发展为开角型青光眼。

四、扁平角膜

扁平角膜是一种角膜曲率低于正常,同时常伴有其他眼部异常的先天性发育异常。发病机制同硬化性角膜。胚胎第7～10周,神经嵴细胞的第二次迁移形成角膜缘原嵴失败,不能代替角膜基质向类巩膜组织分化,角膜缘缺失同时伴随着角膜弧度形成失败。扁平角膜多为显性或较强的隐性遗传方式,显性遗传位点位于染色体12q21。

角膜和相邻巩膜平坦,其曲率半径增大使其屈光力低于43 D,通常为20～30 D。常导致远视,由于眼球体积的不规则,各种不同的屈光不正均可出现。扁平角膜通常因为前房狭小、伴有闭角型青光眼,或由于房角畸形而引起开角型青光眼。扁平角膜往往伴随硬化性角膜或小角膜,其他的眼部伴随病变或系统性异常还包括白内障、眼前段和后段组织缺损或Ehlers-Danlos综合征。

第二节 角 膜 炎

一、概述

角膜防御能力的减弱、外源或内源性致病因素均可能引起角膜组织的炎症发生,统称为角膜炎,在角膜病中占有重要的地位。

(一)病因

1.感染源性

感染性角膜炎至今仍是世界性的常见致盲眼病,约20%盲人因眼部感染而失明,其发病率高,初步保守估计全球每年50万人发生感染性角膜炎。主要病原微生物为细菌、真菌、病毒,其他还有衣原体、结核分枝杆菌和梅毒螺旋体等。近年来有关棘阿米巴角膜炎的报道亦不断增加。

2.内源性

一些自身免疫性全身病,如类风湿关节炎,可出现角膜病变。某些全身病也可以波及角膜,如维生素A缺乏引起角膜干燥或角膜软化。

3.局部蔓延

邻近组织的炎症可波及角膜,如结膜炎(引起周边角膜浸润性炎症)、巩膜炎

（可导致硬化性角膜炎）、虹膜睫状体炎（影响角膜内皮）等。

（二）分类

角膜炎的分类尚未统一。目前多按其致病原因分类，如感染性、免疫性、营养不良性、神经麻痹性及暴露性角膜炎等。其中感染性角膜炎又可根据致病微生物的不同进一步细分为细菌性、病毒性、真菌性、棘阿米巴性、衣原体性等。

（三）病理

角膜炎的病因虽然不一，但其病理变化过程通常具有共同的特性。可以分为浸润期、溃疡形成期、溃疡消退期和愈合期4个阶段。

第一阶段为浸润期。致病因子侵袭角膜，引起角膜缘血管网的充血，炎性渗出液及炎症细胞随即侵入病变区，产生的酶和毒素扩散，造成角膜组织结构破坏，形成局限性灰白色混浊灶，称角膜浸润。此时患眼有明显的刺激症状，临床上表现为畏光、流泪、眼睑痉挛等，视力有下降。视力下降的程度与病灶所处的部位相关，病变位于瞳孔区者视力下降明显。经治疗后浸润可吸收，角膜能恢复透明。

第二阶段为溃疡形成期。因致病菌的侵袭力和产生的毒素不同而致炎症的严重程度不一。坏死的角膜上皮和基质脱落形成角膜溃疡。溃疡底部灰白污秽，溃疡边缘因有中性粒细胞浸润而边界清晰，病灶区角膜水肿。如果致病菌向后部基质深层侵犯，致使角膜基质进行性溶解变薄，变薄区靠近后弹力层时，在眼压作用下，后弹力层向前膨出成透明水珠状。继续发展则发生角膜穿孔，此时房水急剧涌出，虹膜被冲至穿破口，部分脱出；若穿破口位于角膜中央，则常引起房水不断流出，致穿孔区不能完全愈合，可形成角膜瘘。角膜穿孔或角膜瘘的患眼极易发生眼内感染，可致全眼球萎缩而失明。

第三阶段为溃疡消退期。给予药物治疗，以及患者自身的体液、细胞免疫反应抑制了致病因子对角膜的侵袭，阻止了基质胶原的进一步损害。此期患者症状和体征明显改善，溃疡边缘浸润减轻，可有新生血管进入角膜。

第四阶段为愈合期。溃疡区上皮再生，前弹力层和基质缺损由成纤维细胞产生的瘢痕组织修复。溃疡面愈合后，根据溃疡深浅程度的不同而遗留厚薄不等的瘢痕。浅层的瘢痕性混浊薄如云雾状，通过混浊部分仍能看清后面虹膜纹理者称角膜薄翳。混浊较厚略呈白色，但仍可透见虹膜者称角膜斑翳。混浊很厚呈瓷白色，不能透见虹膜者称角膜白斑。如果角膜瘢痕组织中嵌有虹膜组织，便形成粘连性角膜白斑，提示病变角膜有穿破史。若白斑面积大，而虹膜又与之广泛粘连,则可能堵塞房角,房水流出受阻致使眼压升高,引起继发性青光眼。高眼压作用下,混杂有虹膜组织的角膜瘢痕膨出,形成紫黑色隆起,称为角膜葡萄肿。

内因性角膜炎常发生在角膜基质层,一般不引起角膜溃疡。修复后瘢痕亦位于角膜深层,但在角膜炎症消散和组织修复的过程中,会有新生血管长入角膜。任何性质的角膜炎若炎症持续时间长,都可引起角膜新生血管。

严重的角膜炎可引起虹膜睫状体炎,多为毒性所致的反应性、无菌性炎症,也可以为病原体直接感染引起。值得注意的是,真菌性角膜炎即使角膜未发生穿孔,其病原体也可侵入眼内,发生真菌性眼内感染。

(四)临床表现

角膜炎最常见症状为眼痛、畏光、流泪、眼睑痉挛等,可持续存在直到炎症消退。角膜炎常伴有不同程度的视力下降,若病变位于中央光学区,则视力下降更明显。化脓性角膜炎除出现角膜化脓性坏死病灶外,其浸润灶表面还伴有不同性状的脓性分泌物。

裂隙灯检查时将光线投射到角膜,形成光学切面,然后平扫整个角膜,粗糙的切面提示上皮有缺损,弥漫的点状上皮脱失多见局部药物,如抗生素、抗病毒药和麻醉药引起的毒性反应,荧光素染色可使上皮缺损区更加清晰。角膜炎的典型体征为睫状充血、角膜浸润及角膜溃疡形成。根据病变的性质和大小、位置不同,角膜浸润及溃疡的形态和部位也不同。革兰阳性细菌性角膜炎通常表现为病变局限的角膜脓肿性病灶,而革兰阴性细菌性角膜炎则为进展迅速的广泛角膜基质液化性溶解坏死。真菌性角膜炎通常是羽毛状或牙膏状角膜浸润,伴有卫星病灶或伪足。角膜炎引起的前房反应从轻度的房水闪辉到前房积脓不等。房水浑浊、瞳孔缩小及虹膜后粘连提示患眼发生了虹膜睫状体炎。

(五)诊断

1.临床诊断

根据典型的临床表现,如眼部刺激症状、睫状充血、角膜浸润混浊或角膜溃疡形态特征等,角膜炎的临床诊断通常不难,但应强调病因诊断及早期诊断。因此,第一步需确定病变是感染性或非感染性,详细询问患者病史十分重要,感染性角膜炎易感因素包括角膜异物、角膜擦伤、不正确使用角膜接触镜、眼部接触病原体污染的药物或水源等。国外发达地区接触镜的使用和滥用在角膜炎的发生中起重要作用,特别是长时(过夜)佩戴,可明显增加角膜炎发生的危险性,而在我国角膜外伤是常见的诱因。角膜病既往史也非常重要,例如单纯疱疹性角膜炎经常复发的病史是诊断的主要依据之一。患者曾经使用过何种药物也要明确,一些药物如局部麻醉药和类固醇皮质能减低眼局部的防御机制。完整的病史收集还应询问患者是否有可能引起角膜炎的全身疾病,如自身免疫性疾病、获得性免疫缺陷综合征、糖尿病、营养不良、酒精中毒和其他慢性消耗性疾病。

医师在初诊角膜炎时,应判断疾病的严重程度,认真记录各种体征并进行相关分析(溃疡形态、浸润范围),并且追踪病程。在治疗过程中,注意比较溃疡大小、深度的变化,基质水肿的厚度,是否并发虹膜睫状体炎。这对于临床诊断和治疗方案的选择十分重要。典型的感染性角膜炎有基质坏死和浸润,伴有不同程度的前房积脓、前房积血或角膜内皮斑。免疫性角膜炎多位于周边部,有不同程度的基质细胞浸润,常伴有巩膜炎、巩膜外层炎或虹膜炎。

2.实验室诊断

尽管不同类型的角膜炎有某些典型特征,但由于临床表现的多样性,往往不能单纯根据临床表现作出最后诊断。溃疡组织刮片检查行 Gram 和 Giemsa 染色有助于早期病因学诊断,同时进行细菌、真菌、棘阿米巴培养,还可为角膜感染性疾病选择合适的治疗方案。在病变发展到角膜深层或经药物治疗后,刮片镜检病原体阳性率明显降低,需多次取材。进展性角膜溃疡反复培养阴性或结果模棱两可,必要时需进行角膜病变区活体组织检查以提高阳性率。可用 2 mm 显微环钻在活动性溃疡边缘采集,标本分别送微生物和病理检查。近年来用于临床的角膜共焦显微镜提供了一种无创性的检查手段。其适用于感染性角膜炎的早期病因诊断,并且可在病程的不同阶段多次使用,是衡量治疗是否有效的一个指标。对于棘阿米巴角膜炎和真菌性角膜炎有较高的诊断价值。怀疑免疫性角膜炎者,需要采集血液进行免疫因子的检测。

(六)治疗

角膜炎治疗的原则为积极控制感染、减轻炎症反应、促进溃疡愈合、减少瘢痕形成。

细菌性角膜炎宜选用敏感的抗生素进行治疗。首先临床医师应根据经验和疾病严重程度使用对病原体有效的或广谱抗生素治疗,待实验室检查结果证实病原菌后,再调整给予敏感抗生素进一步治疗。值得注意的是,抗生素的广泛使用,导致细菌对常用抗生素产生不同程度的耐药性及耐药菌株急剧增多。抗真菌药物仍是治疗真菌性角膜炎的重要手段,但目前缺乏高效、低毒、广谱抗菌的理想药物。临床上多采用联合用药的方法以提高疗效,病情严重者可配合全身用药。单纯疱疹性角膜炎可使用高选择性抗疱疹病毒药物治疗,联合应用干扰素可提高疗效。防止复发也是治疗的重点,但目前尚无特效药物。患者进行药物治疗后,医师要对患者的治疗反应进行跟踪。判断临床改善的指标有上皮缺损修复、浸润和炎症的密度减轻、溃疡病灶减小、疼痛减轻及上皮愈合等。临床反应的评价为调整治疗提供依据。非常重要的是,要认识到许多局部抗生素对上皮有毒性作用,可能改变角膜外观,特别是点状角膜上皮病变和基质水肿。处理角膜炎的重要规律是角膜修复需要时间,稳定和不恶化应看成是治疗有效。

类固醇皮质激素的应用要严格掌握适应证,若使用不当,可致病情恶化甚至角膜穿孔致盲。细菌性角膜炎急性期一般不宜使用糖皮质激素,慢性期病灶愈合后可酌情使用。真菌性角膜炎禁用类固醇皮质激素。单纯疱疹性角膜炎原则上只能用于非溃疡型角膜基质炎的治疗。

并发虹膜睫状体炎时,轻者可用短效散瞳剂托吡卡胺滴眼液滴眼,炎症强烈者可用1%的阿托品滴眼液或眼膏散瞳。胶原酶抑制剂可减轻角膜基质层胶原结构的破坏。药物治疗无效的溃疡穿孔或即将穿孔者,应采取治疗性角膜移植术,清除病灶,术后继续药物治疗。绝大部分患者可保留眼球,还可恢复一定视力。

二、细菌性角膜炎

细菌性角膜炎是由细菌感染引起的角膜上皮缺损及缺损区下角膜基质坏死的化脓性角膜炎。病情多较危重,如果得不到有效的治疗,可发生角膜溃疡穿孔,甚至眼内感染,最终眼球萎缩。即使药物能控制,也残留广泛的角膜瘢痕、角膜新生血管或角膜葡萄肿及角膜脂质变性等后遗症,严重影响视力,甚至失明。

(一)病原学

可引起角膜炎的细菌种类繁多,但最常见的有4类:细球菌科(葡萄球菌、细球菌等)、链球菌科、假单胞菌科、肠杆菌科(柠檬酸杆菌属、克雷伯杆菌属、肠杆菌属、变形杆菌属、沙雷菌属等),87%的细菌性角膜炎是由这4类细菌引起。

从世界范围来看,表皮葡萄球菌所占比例已升至首位,但需注意的是,在我国铜绿假单胞菌所致的角膜溃疡却占第一位,然而其发病率下降趋势明显,这可能和氟喹诺酮类及妥布霉素等敏感抗生素的应用及生活条件的改善有关。我国占第二位的致病菌为表皮葡萄球菌,再次为金黄色葡萄球菌,其他还有肺炎链球菌、肠道杆菌等。随着抗生素和激素的滥用,一些条件致病菌引起的感染也日渐增多,如甲型溶血性链球菌、克雷伯杆菌、白喉棒状杆菌、沙雷菌等。主要致病菌谱在不同时间段和不同国家及地区始终处于动态的变化之中,这是由环境、气候、人种、就诊人群、医师用药习惯等多个因素造成,因此,在掌握总体趋势的情况下,在大范围区域内进行多中心的流行病学调查,将对该地区细菌性角膜炎的治疗带来积极的影响。

细菌性角膜炎的诱发因素包括眼局部因素及全身因素。多为角膜外伤后感染或剔除角膜异物后感染所致,特别与无菌操作不严格,以及滴用污染的表面麻醉剂及荧光素等有关。但是一些局部和全身疾病,如干眼症、慢性泪囊炎、糖尿病、免疫缺陷等,也可降低机体对致病菌的抵抗力,或造成角膜对细菌易感性增加。

(二)临床表现

一般起病急骤,常有角膜创伤或戴接触镜史,淋病奈瑟菌感染多为经产道分娩新生儿。患眼有畏光、流泪、疼痛、视力障碍、眼睑痉挛等症状。眼睑、球结膜水肿,睫状或混合性充血,病变早期角膜上出现界线清楚的上皮溃疡,溃疡下有边界模糊、致密的浸润灶,周围组织水肿。浸润灶迅速扩大,继而形成溃疡,溃疡表面和结膜囊多有脓性分泌物。如出现多个化脓性浸润灶,常提示有混合感染。前房可有不同程度的积脓。

革兰阳性球菌角膜感染常发生于已受损的角膜,如大疱性角膜病变、慢性单纯疱疹性角膜炎、角膜和结膜干燥症、眼部红斑狼疮、过敏性角膜和结膜炎等。表现为圆形或椭圆形局灶性脓肿病灶,伴有边界明显灰白色基质浸润。葡萄球菌无论是凝血酶阴性,还是阳性的菌属,均可导致严重的基质脓肿和角膜穿孔。肺炎球菌引起的角膜炎,表现为椭圆形、带匐行性边缘、较深的中央基质溃疡,其后弹力膜有放射性皱褶,常伴前房积脓及角膜后纤维素沉着,也可导致角膜穿孔。

革兰阴性细菌角膜感染多表现为快速发展的角膜液化性坏死。其中铜绿假单胞菌引起的感染具有特征性。该型溃疡多发生于角膜异物剔除术后或戴接触镜引起的感染,也见于使用了被铜绿假单胞菌污染的荧光素钠溶液或其他滴眼液。起病迅速、发展迅猛,患者眼痛明显,严重的睫状充血或混合性充血,甚至球结膜水肿。由于铜绿假单胞菌产生蛋白分解酶,使角膜呈现迅速扩展浸润及黏液性坏死,溃疡浸润灶及分泌物略呈黄绿色,前房积脓严重。感染如未控制,可导致角膜坏死穿孔、眼内容物脱出或全眼球炎。

其他的革兰阴性杆菌引起的角膜感染缺乏特别体征,一般前房炎症反应轻微。克雷伯杆菌引起的感染常继发于慢性上皮病变。卡他莫拉菌角膜溃疡多见于酒精中毒、糖尿病、免疫缺陷等机体抵抗力下降人群。表现为角膜下方的卵圆形溃疡,逐渐向基质深层浸润,边界清楚,前房积脓少。

奈瑟菌属的淋病奈瑟菌或脑膜炎奈瑟菌感染所致的角膜炎来势凶猛、发展迅速。表现为眼睑高度水肿、球结膜水肿和大量脓性分泌物,伴有角膜基质浸润及角膜上皮溃疡。新生儿患者常致角膜穿孔。

（三）诊断

病原菌毒力、黏附力、侵袭力的差别;患者角膜的健康状况;使用局部抗生素后,角膜感染的症状和体征可失去原有特征性;激素使用后减轻了炎症有关的临床体征等因素,都可引起角膜病情变化多端,使临床表现不典型,需要医师根据实际情况仔细分析判断。药物治疗前,从浸润灶刮取坏死组织,涂片染色找到细菌,结合临床特征大体能作出初步诊断。真正的病原学诊断需要做细菌培养,同时应进行细菌药敏试验筛选敏感抗生素指导治疗。

（四）治疗

细菌性角膜炎对角膜组织可造成严重损害,因此,临床上对疑似细菌性角膜炎患者应给予积极治疗。初诊的细菌性角膜炎患者可以根据临床表现、溃疡严重程度给予广谱抗生素治疗,然后再根据细菌培养＋药敏试验等实验室检查结果,调整使用敏感抗生素。抗生素治疗目的在于清除病原菌,目前没有一种抗生素能对所有细菌起作用,因此,使用广谱抗生素在初诊病例中有较大意义。20世纪80年代,细菌性角膜炎首选用药是5％头孢呋辛＋1.5％庆大霉素,1993年以后改为使用0.3％氧氟沙星。近年来欧美国家推荐使用5％头孢唑啉＋1.3％～1.5％妥布霉素,或头孢唑啉＋氟喹诺酮类药物。头孢菌素是针对病原体未明的革兰阳性菌感染进行治疗的首选药物。50 mg/mL头孢唑啉是代表药物。革兰阴性菌角膜炎首选抗生素是氨基糖苷类药物。氟喹诺酮类药物对革兰阴性菌和许多革兰阳性菌都有抗菌作用,尤其对耐药葡萄球菌也有作用。链球菌属、淋病奈瑟菌属引起的角膜炎首选青霉素G 100 000 U/mL;对于耐药的淋病奈瑟菌感染,可使用头孢曲松。万古霉素对革兰阳性球菌有良好的杀灭作用,尤其对耐药的表皮葡萄球菌和金黄色葡萄球菌,如抗甲氧西林的菌株的敏感性较高,可作为严重的难治性细菌性角膜炎的二线用药。

局部使用抗生素是治疗细菌性角膜炎最有效的途径。局部使用剂型包括滴眼液、眼膏、凝胶剂、缓释剂。急性期用强化的局部抗生素给药模式,即高浓度的抗生素滴眼液频繁滴眼(每15～30分钟滴眼1次),严重病例可在开始的30分钟内每5分钟滴药1次,使角膜基质很快达到抗生素治疗浓度,然后在24～36小时内,维持1次/30分钟的滴眼频度。局部药液还可以冲走眼表的细菌、抗原及具有潜在破坏性的酶。眼膏剂型和凝胶剂型可增加药物在眼表停留时间,保持眼表润滑,同时保证用药的延续性,特别适合儿童使用。浸泡抗生素溶液的胶原盾,可提高抗生素生物利用度,同时还起到治疗性角膜接触镜的作用,促进溃疡区上皮愈合。

结膜下注射药物可提高角膜和前房的药物浓度,但存在局部刺激性,多次注射易造成结膜下出血、瘢痕化。一些研究表明,配制强化抗生素滴眼液具有与结膜下注射同样的效果。但在某些特定情况下,如角膜溃疡发展迅速将要穿孔或患者使用滴眼液依从性不佳时,可考虑使用结膜下注射的给药模式(首次24～48小时内,每隔12～24小时在不同部位注射)。此外,使用泪点胶原塞可减少泪液排出,增加抗生素在眼表的停留时间。采用脂质体包被、离子透入疗法等均可提高角膜药物浓度。

如果存在以下情况:巩膜化脓、溃疡穿孔、有眼内或全身播散可能的严重角膜炎、继发于角膜或巩膜的穿通伤或无法给予理想的局部用药,应在局部滴眼的同时,全身应用抗生素。治疗过程中应根据细菌学检查结果及药敏试验及时调整使用有效抗生素。需要注意药敏试验结果不能完全等同于实际应用效果,临床实践中发现,一些药敏试验筛选出的抗生素实际治疗效果并不理想,而一些相对不敏感的抗生素治疗效果却更为满意。这是因为抗生素的药效除了与对细菌的敏感性有关外,药物剂型、使用浓度、组织穿透性、患者使用依从性等也是重要的影响因素。病情控制后,局部维持用药一段时间,防止复发,特别是铜绿假单胞菌性角膜溃疡。

并发虹膜睫状体炎者,应给予1%阿托品滴眼液或眼膏散瞳。局部使用胶原酶抑制剂,如依地酸二钠、半胱氨酸等,抑制溃疡发展。口服大剂量维生素C、B族维生素有助于溃疡愈合。药物治疗无效、病情急剧发展、可能或已经导致溃疡穿孔、眼内容物脱出者,可考虑行治疗性角膜移植。住院患者应该采取隔离措施,预防院内交叉感染。

三、真菌性角膜炎

真菌性角膜炎是一种由致病真菌引起的致盲率极高的感染性角膜病变。随着抗生素和类固醇皮质激素的广泛使用,以及对本病的认识和诊断水平的提高,其发病率不断增高。

(一)病原学

真菌性角膜炎在热带、亚热带地区发病率高,有超过 105 种真菌可引起眼部感染,但主要是镰孢属、弯孢属、曲霉属和念珠菌属四大类,前 3 种为丝状真菌,其引起的角膜感染多见于农民或户外工作人群,其工作、生活环境多潮湿,外伤是最主要的诱因,其他诱因包括长期使用激素或抗生素造成眼表免疫环境改变或菌群失调,过敏性结膜炎,佩戴接触镜。念珠菌感染多继发于已有眼表疾病(干眼症、眼睑闭合不全、病毒性角膜炎)或全身免疫力低下者(糖尿病、免疫抑制)。世界各地区之间致病真菌属存在较大差异,印度等地曲霉菌属是主要致病真菌,而在北美则报道白色念珠菌是主要致病菌。我国的首位致病真菌已从曲霉菌属替换为镰刀菌属,其原因是农药和化肥的广泛使用,导致土壤中对镰刀菌属起拮抗作用的假单胞菌属减少,从而镰刀菌大量滋生。

(二)临床表现

多有植物性角膜外伤史(例如树枝、甘蔗叶、稻草)或长期用激素和抗生素病史。起病缓慢,亚急性经过,刺激症状较轻,伴视力障碍。角膜浸润灶呈白色或乳白色,致密,表面欠光泽,呈牙膏样或苔垢样外观,溃疡周围有胶原溶解形成的浅沟或抗原抗体反应形成的免疫环。有时在角膜感染灶旁可见伪足或卫星样浸润灶,角膜后可有斑块状沉着物。前房积脓呈灰白色,黏稠或呈糊状。除了以上共同特征外,部分菌属引起的角膜感染有一定特征性。茄病镰刀菌性角膜炎病程进展迅速,病情严重,易向角膜深部组织浸润,数周内引起角膜穿孔及恶性青光眼等严重并发症。曲霉菌属性角膜炎的症状及进展速度较茄病镰刀菌慢,药物治疗效果较好。弯孢属角膜感染特点为局限于浅基质层的羽毛状浸润,进展缓慢,对纳他霉素治疗反应较好,多能治愈,角膜穿孔等并发症发生率低。

丝状真菌穿透性强,菌丝能穿过深层基质侵犯角膜后弹力层,甚至进入前房侵犯虹膜和眼内组织,一旦进入前房,病情则变得极难控制,其常见病变部位在后房,局限于虹膜与晶状体之间的后房周边部,形成顽固的真菌性虹膜炎及瞳孔膜闭,可继发青光眼。此外,可导致并发性白内障及真菌性眼内炎。

(三)诊断

临床上可根据植物性角膜损伤后的感染史,结合角膜病灶的特征作出初步诊断。实验室检查找到真菌和菌丝可以确诊。常用快速诊断方法有角膜刮片 Gram 和 Giemsa 染色、10%～20%氢氧化钾湿片法、乳酚棉蓝染色、乌洛托品银染色、荧光钙白染色、过碘酸希夫染色等。真菌培养可使用血琼脂培养基、巧克力培养基、马铃薯葡萄糖琼脂培养基和沙氏葡萄糖琼脂培养基,30～37 ℃培养3～4天即可见真菌生长,培养时间为4～6周,培养阳性时可镜检及联合药敏试验。角膜刮片及培养均为阴性,而临床又高度怀疑者,可考虑做角膜活体组织检查。患者不接受角膜活体组织检查时,可用带微孔的硝酸纤维膜盖在角膜溃疡表面,如印迹细胞学取材一样,施加压力后,将纤维膜送检。此外,免疫荧光染色、电子显微镜检查和聚合酶链反应也用于真菌性角膜炎的诊断,其中聚合酶链反应是近年来新出现的检测技术,最大优点在于缩短了检测等待时间,通过对样品中真菌脱氧核糖核酸(DNA)进行扩增后筛选阳性结果,其敏感性高于真菌培养,但是特异性只有88％。角膜共聚焦显微镜作为非侵入性检查手段,可在疾病早期阶段直接发现病灶内的真菌病原体。

(四)治疗

局部使用抗真菌药治疗。包括多烯类(如0.15％两性霉素B滴眼液、5％纳他霉素)、咪唑类(如0.5％咪康唑滴眼液)或嘧啶类(如1％氟胞嘧啶滴眼液)。目前,0.15％两性霉素B和5％纳他霉素滴眼液是抗真菌性角膜炎的一线药物。如果实验室检查证实病原菌是丝状菌属,则首选5％纳他霉素,如果病原菌是酵母菌属,则可选用0.15％两性霉素B、2％氟康唑、5％纳他霉素或1％氟胞嘧啶。抗真菌药物联用有协同作用,可减少药物用量、降低毒副作用,目前较为肯定的联合用药方案有氟胞嘧啶＋两性霉素B或氟康唑、利福平＋两性霉素B等。

抗真菌药物局部使用,0.5～1小时滴用1次,增加病灶区药物浓度,晚上涂抗真菌眼膏。感染明显控制后,逐渐减少使用次数。如果病情较重,可增加其他给药方式,可结膜下注射抗真菌药,如咪康唑5～10 mg或两性霉素B 0.1 mg。也可全身使用抗真菌药物,如静脉滴注咪康唑10～30 mg/(kg·d),分3次给药,每次用量一般不超过600 mg,每次滴注时间为30～60分钟。也可用0.2％氟康唑100 mg静脉滴注。抗真菌药物起效慢,因此需仔细观察临床体征并评估疗效,药物起效体征包括疼痛减轻、浸润范围缩小、卫星灶消失、溃疡边缘圆钝等。治疗过程中注意药物的眼表毒性,包括结膜充血和水肿、点状上皮脱落等,药物治疗应至少持续6周。

近年来研究表明,免疫抑制剂环孢素A和他克莫司对真菌有抑制作用,体外试验证实环孢素A和他克莫司明显阻碍茄病镰刀菌、尖孢镰刀菌及烟曲霉的生长,对白色念珠菌则无效,但和氟康唑联用时可增强抗念珠菌效果。利福平是大环内酯类药物,可以和FK结合蛋白形成复合物抑制其靶激酶活性,对酵母菌和新型隐球菌感染有治疗作用。此外,动物模型中证实 0.02%聚六亚甲基双胍可显著抑制镰刀菌的生长,氯己定也被证实有一定的抗真菌作用。在另一项前瞻性随机双盲实验中发现,1%磺胺嘧啶银眼膏对曲霉和镰刀菌引起的角膜炎有良好的治疗作用,效果优于 1%咪康唑眼膏。

并发虹膜睫状体炎者,应使用 1%阿托品滴眼液或眼膏散瞳。不宜使用糖皮质激素。

即使诊断明确、用药及时,但仍有 15%～27%的患者病情不能控制,这可能和致病真菌侵袭性、毒性、耐药性及患者伴发的炎症反应强烈有关,此时需考虑手术治疗,包括清创术、结膜瓣遮盖术和角膜移植术。早期施行病灶清创术可促进药物进入角膜基质,提高病灶中的药物浓度和清除病原体。结膜瓣遮盖术可清除角膜真菌,同时利用结膜瓣供血充分的特点,提高药物的渗透性,使角膜局部的药物浓度增高,达到杀灭真菌的目的,但为病理性愈合,遗留明显的角膜瘢痕。角膜溃疡接近或已经穿孔者,可考虑行治疗性角膜移植术。以穿透性角膜移植术为宜,术时应尽量切除感染的角膜组织,角膜环钻的范围,除病灶外,还应包括病灶周围 0.5 mm 的透明组织。板层角膜移植只适用于病灶可以板层切除干净的病例。术后选用敏感的、毒性较低的抗真菌药物治疗,以防止术后感染复发。

本病在病变局限时已得到控制者,可获得较好的预后;若出现角膜穿孔或真菌已侵入前房引起真菌性眼内炎,预后则非常差,甚至导致摘除眼球。

四、单纯疱疹性角膜炎

单纯疱疹病毒引起的角膜感染称为单纯疱疹性角膜炎。此病为最常见的角膜溃疡,而且在角膜病中致盲率占第一位,全球可能有超过 1 千万单纯疱疹性角膜炎患者。本病的临床特点为反复发作,由于目前尚无有效控制复发的药物,多次发作后角膜混浊逐次加重,常最终导致失明。

(一)病原学及发病机制

单纯疱疹病毒是一种感染人的 DNA 病毒,分为两个血清型:1 型和 2 型。眼部感染多数由 1 型单纯疱疹病毒引起。少数人为 2 型单纯疱疹病毒致病。单纯疱疹病毒引起角膜感染的严重程度和致病病毒株类型相关。

单纯疱疹病毒引起感染分为原发和复发两种类型。绝大多数成年人都接触过单纯疱疹病毒,人群中 1 型单纯疱疹病毒的血清抗体阳性率为 50%～90%,大部分没有引起任何临床症状。原发感染后,单纯疱疹病毒潜伏在三叉神经节,三叉神经任何1支所支配区的皮肤、黏膜等靶组织的原发感染均可导致三叉神经节感觉神经元的潜伏感染。近年来,已测出了单纯疱疹病毒特异性核苷酸序列,并且从无复发感染征象的慢性单纯疱疹性角膜炎患者切除的角膜移植片中培养出单纯疱疹病毒,提示人角膜亦是单纯疱疹病毒潜伏的场所。

复发性单纯疱疹病毒感染是由潜伏病毒的再活化所致。当机体抵抗力下降,如患感冒等发热性疾病后,全身或局部使用类固醇皮质激素、免疫抑制剂等时,活化的病毒沿神经轴突逆行到眼表或角膜的上皮细胞,引起单纯疱疹病毒复发性、溶细胞性感染。

免疫功能强的个体感染单纯疱疹病毒后有自限性,而免疫能力低下包括局部使用激素、单纯疱疹病毒感染呈慢性迁延不愈、损害程度增加。机体针对病毒颗粒或病毒改变性状的细胞发起的免疫反应引起角膜基质和内皮病变。现在有证据表明,活化的单纯疱疹病毒还可感染眼前节组织,如虹膜、小梁网。

(二)临床表现

1.原发单纯疱疹病毒感染

原发单纯疱疹病毒感染常见于幼儿,伴全身发热、耳前淋巴结肿大,唇部或皮肤疱疹有自限性,眼部受累表现为急性滤泡性结膜炎、假膜性结膜炎、眼睑皮肤疱疹、点状或树枝状角膜炎,其特点为树枝短、出现时间晚、持续时间短。不到10%的患者发生角膜基质炎和葡萄膜炎。

2.复发单纯疱疹病毒感染

发热、疲劳、紫外线照射、外伤、精神压力、月经及一些免疫缺陷病可使单纯疱疹病毒感染复发。多为单侧,也有4%～6%为双侧发病。包括树枝状和地图状角膜炎、非坏死性和坏死性角膜基质炎、葡萄膜炎等。常见症状有畏光、流泪、眼睑痉挛等,中央角膜受累时视力下降明显。因角膜敏感性下降,患者早期自觉症状轻微,可能贻误就诊时机。

(1)树枝状和地图状角膜炎:单纯疱疹病毒引起角膜上皮的病变形式多样,早期可表现为点状角膜炎、卫星灶角膜炎、丝状角膜炎,但都为一过性,多在1～2天内发展为树枝状角膜溃疡。树枝状角膜溃疡是单纯疱疹性角膜炎最常见的形式,溃疡形态似树枝状线性走行,边缘呈羽毛状,末端球样膨大,荧光素染色后,溃疡形态更易观察。进展期病例,单纯疱疹病毒沿树枝状病灶呈离心性向周边部及基质浅层扩展,形成地图状溃疡,溃疡边缘失去羽毛状形态,角膜敏感性下降。大多数患者的单纯疱疹病毒角膜上皮炎通常3个星期左右自行消退。单纯疱疹病毒感染引起上皮下混浊,位于原发上皮缺损区下方,范围稍大,位置表浅,多在 1 年左右消失。

(2)角膜基质炎和葡萄膜炎:角膜基质炎是引起视力障碍的一种复发性单纯疱疹性角膜炎。几乎所有角膜基质炎患者同时或以前患过角膜上皮炎。单纯疱疹病毒眼病的复发次数与角膜基质炎的发生与否密切相关。角膜基质炎有非坏死性和坏死性两种临床类型。

非坏死性角膜基质炎:最常见类型是盘状角膜炎。角膜中央基质盘状水肿,不伴炎症细胞浸润和新生血管。后弹力层可有皱褶。伴发虹膜睫状体炎时,在水肿区域角膜内皮面出现沉积物。盘状角膜炎是由基质和内皮对病毒的抗原体反应引起,免疫功能好的患者病情有自限性,持续数周至数月可消退。慢性或复发性单纯疱疹病毒盘状角膜炎偶可出现持续性大疱性角膜病变。

坏死性角膜基质炎:表现为角膜基质内单个或多个黄白色坏死浸润灶。坏死性角膜基质炎常诱发基质层新生血管,表现为 1 条或多条中、深层基质新生血管,从周边角膜伸向中央基质的浸润区。坏死性基质炎可使角膜出现溃疡、变薄,甚至穿孔。

单纯疱疹病毒在眼前节组织内复制,引起虹膜睫状体炎、小梁网炎时,可波及角膜内皮,诱发角膜内皮炎。

近年来有学者提出对单纯疱疹性角膜炎进行重新分类,根据角膜病变累及部位和病理生理特点分为 4 类,即上皮型角膜炎(角膜水疱型、树枝状角膜炎、地图状角膜炎、边缘性角膜炎)、神经营养性角膜病变(点状角膜上皮缺损、神经营养性角膜溃疡)、基质型角膜炎(坏死性基质型角膜炎、免疫性基质型角膜炎)、内皮型角膜炎(盘状角膜内皮炎、弥漫性角膜内皮炎、线状角膜内皮炎),此种分类方法有助于更好理解单纯疱疹性角膜炎不同类型的病变特点,从而进行针对性治疗。

(三)诊断

根据病史、角膜树枝状、地图状溃疡灶或盘状角膜基质炎等体征可以诊断。实验室检查有助于诊断,如角膜上皮刮片发现多核巨细胞、角膜病灶分离到单纯疱疹病毒、单克隆抗体组织化学染色发现病毒抗原。聚合酶链反应可检测角膜、房水、玻璃体内及泪液中的病毒 DNA,是印证临床诊断的 1 项快速和敏感的检测方法。近年来发展的原位聚合酶链反应敏感性和特异性更高。

(四)治疗

治疗原则为抑制病毒在角膜内的复制,减轻炎症反应引起的角膜损害。

1.药物治疗

常用抗病毒药物有阿昔洛韦,滴眼液为 0.1%,眼膏为 3%;1%三氟胸腺嘧啶核苷;安西他滨,滴眼液为 0.05%,眼膏为 0.1%;碘苷,滴眼液为 0.1%,眼膏为 0.5%;利巴韦林,滴眼液为 0.1%及 0.5%,眼膏为0.5%。急性期每 1～2 小时滴眼1 次,晚上涂抗病毒药物眼膏。

阿昔洛韦局部滴用角膜穿透性不好,房水浓度低,因此对基质型和内皮型角膜炎治疗效果欠佳。眼膏剂型部分程度上可以弥补这种缺陷,使用 3%阿昔洛韦眼膏 5 次/天,持续使用 14 天,可获得较理想的单纯疱疹性角膜炎治疗效果。有报道认为阿昔洛韦合并高浓度干扰素滴眼有较佳疗效。严重的单纯疱疹病毒感染需口服阿昔洛韦。近年来一些旨在改善阿昔洛韦双相溶解性、提高药物生物利用度的研究成为热点,泛昔洛韦是阿昔洛韦的前体药,组织穿透性提高了5～6 倍,具有较好的临床应用前景。

完全由免疫反应引起的盘状角膜基质炎一般临床上可使用激素治疗。但也有观点认为免疫功能正常者,通常有自限性,不需使用激素,以免引起细菌或真菌的超级感染、角膜溶解、青光眼等严重并发症。只有存在强烈炎症反应的病灶,才使用激素冲击治疗,而且必须联合抗病毒药物控制病毒复制。

有虹膜睫状体炎时,要及时使用阿托品滴眼液或眼膏散瞳。

2.手术治疗

已穿孔的病例可行治疗性穿透性角膜移植。单纯疱疹病毒角膜溃疡形成严重的角膜瘢痕,影响视力,穿透性角膜移植是复明的有效手段,但手术在静止期进行为佳。术后局部使用激素的同时,应全身使用抗病毒药物。

五、棘阿米巴角膜炎

棘阿米巴角膜炎由棘阿米巴原虫感染引起,是一种严重威胁视力的角膜炎。该病常表现为一种慢性、进行性的角膜溃疡,病程可持续数月。

(一)病原学

已知棘阿米巴属有 17 种,主要存在于土壤、淡水、海水、泳池、谷物和家畜中,以活动的滋养体和潜伏的孢囊形式存在。其中 7 种和人类感染有关,可引起棘阿米巴角膜炎的有 5 种,以卡氏棘阿米巴最为常见。致病性棘阿米巴属从形态学难以对其进行细分和鉴定,近年来检测技术日新月异,核糖体指纹技术、线粒体 DNA 限制性片段多态性分析等技术引入棘阿米巴的检测当中。目前确定有 13 种基因型棘阿米巴,多数棘阿米巴角膜炎与 T4 型有关,T3、T6、T11 在个别患者中致病。

(二)临床表现

本病常因角膜接触棘阿米巴污染的水源,特别是污染的接触镜或清洗镜片的药液。多为单眼发病,患眼畏光、流泪伴视力减退,眼痛剧烈。多数病程长达数月。棘阿米巴角膜炎容易和单纯疱疹性角膜炎、真菌性角膜溃疡相混淆。感染初期表现为上皮混浊、假树枝状或局部点状荧光素染色,放射状角膜神经炎被认为是棘阿米巴角膜炎的特征,但临床仅有 2.0%～6.6% 的发生率。随着病变进展(>30 天),角膜呈现中央或旁中央环状浸润,可伴有上皮缺损,或表现为中央盘状病变,基质水肿增厚并有斑点或片状混浊。炎症加重时浸润致密呈不规则片状,甚至形成脓肿、角膜溃疡、溶解。可有后弹力层皱褶、角膜后沉着物及前房积脓。可发生上皮反复剥脱。

棘阿米巴角巩膜炎是棘阿米巴角膜感染较少见的并发症。估计其发生率为 14%～16%,临床表现为弥漫性前巩膜炎,个别有后巩膜炎、神经炎,症状一般较重,治疗困难。发生机制尚不清。

(三)诊断

棘阿米巴角膜炎的诊断建立在从角膜病灶中取材涂片染色找到棘阿米巴原虫或从角膜刮片培养出棘阿米巴的基础上。常用的染色方法有 Giemsa 染色、过碘酸希夫染色和 Gram 染色,前两种染色可以显示典型的包囊,有条件者可行荧光钙白染色(荧光显微镜检查)。棘阿米巴培养需使用大肠埃希菌覆盖的非营养性琼脂培养基。必要时可做角膜活体组织检查。角膜共焦显微镜有助于棘阿米巴角膜炎的活体诊断。

(四)治疗

疾病早期可试行病灶区角膜上皮刮除。药物治疗选用二咪或联咪类药(0.15%羟乙醛酸双溴丙咪)、咪唑类(咪康唑 10 mg/mL)或强化新霉素。近年来有应用 0.02%氯己定和 0.01%～0.02%的聚六亚甲基双胍成功治疗棘阿米巴角膜炎的报道。棘阿米巴药物治疗一般疗程较长,治疗初期局部用药可 1 次/小时,待症状明显改善后,逐渐减少为每天 4～6 次,疗程 4 个月以上,直至感染完全控制,虫体全部被杀死。若维持治疗期间中断用药,则容易反复使病情恶化。类固醇皮质药物的应用有恶化病情的危险,一般不主张使用。

病灶局限,药物治疗失败或形成严重影响视力的角膜基质混浊(感染已完全控制,炎症也已消退),可行穿透性角膜移植。术后应继续药物治疗,减少复发。

棘阿米巴感染蔓及巩膜时,药物或手术治疗效果不佳,愈后不良。

棘阿米巴角膜炎治疗较为棘手,因此,预防本病发生也很重要。动物试验表明,特异性抗棘阿米巴抗体能抑制原虫对角膜上皮的黏附和侵袭,因而有预防棘阿米巴角膜炎的作用,确切的免疫学机制尚不明,有待进一步研究。

六、角膜基质炎

角膜基质炎是一种以细胞浸润和血管化为特点的角膜基质非化脓性炎症,通常不累及角膜上皮和内皮。血液循环抗体与抗原在角膜基质内发生的剧烈免疫反应和发病有关。先天性梅毒为最常见的原因,结核、单纯疱疹、带状疱疹、麻风、腮腺炎等也可引起本病。

(一)临床表现

先天性梅毒性角膜基质炎是先天性梅毒最常见的迟发表现,多在青少年时期(5～20岁)发病。发病初期为单侧,数周至数月常累及双眼。女性发病多于男性。起病时可有眼痛、流泪、畏光等刺激症状,视力明显下降。早期可见典型的扇形角膜炎症浸润和角膜后沉着物。随着病情进展,出现角膜基质深层的新生血管,在角膜板层间呈红色毛刷状,最终炎症扩展至角膜中央,角膜混浊水肿。炎症消退后,水肿消失,少数患者遗留厚薄不同的瘢痕,萎缩的血管在基质内表现为灰白色纤细丝状物,称为幻影血管。先天性梅毒除角膜基质炎外,还常合并Hutchinson齿、马鞍鼻、口角皲裂、马刀胫骨等先天性梅毒体征。快速梅毒血清学检查和荧光密螺旋体抗体吸收试验有助于诊断。

获得性梅毒所致的角膜基质炎临床少见,多单眼受累,炎症反应比先天性梅毒引起的角膜基质炎要轻,常侵犯角膜某一象限,伴有虹膜睫状体炎。

结核性角膜基质炎较少见,多单眼发病,侵犯部分角膜,在基质的中、深层出现灰黄色斑块状或结节状浸润灶,有分支状新生血管侵入。病程缓慢,可反复发作,晚期角膜遗留浓厚瘢痕。

其他的角膜基质炎见于Cogan综合征(眩晕、耳鸣、听力丧失和角膜基质炎)、水痘-带状疱疹病毒、EB病毒感染,以及腮腺炎、风疹、莱姆病、性病淋巴肉芽肿、盘尾丝虫病等。

(二)治疗

全身给予抗梅毒、抗结核治疗。在炎症急性期,应局部使用睫状肌麻痹药和类固醇皮质激素,以减轻角膜基质的炎症及防止并发症,如虹膜后粘连、继发性青光眼等。患者畏光强烈,可戴深色眼镜减少光线刺激。角膜瘢痕形成造成视力障碍者,可行角膜移植。

七、神经麻痹性角膜炎

神经麻痹性角膜炎为三叉神经遭受外伤、手术、炎症或肿瘤等破坏时,失去神经支配的角膜敏感性下降及营养障碍,对外界有害因素的防御能力减弱,因而角膜上皮出现干燥及易受机械性损伤。遗传性原因包括遗传性感觉神经缺失和家族性自主神经异常。

(一)临床表现

因角膜敏感性下降,即使严重的角膜炎患者主观症状仍较轻微,只有出现肉眼可见的眼红、视力下降、分泌物增加等症状方来就诊。神经营养性角膜病变通常发生在中央或旁中央下方的角膜,最初体征为荧光素染色见浅层点状角膜上皮着染,继而片状上皮缺损,甚至大片无上皮区域出现。反射性瞬目减少,如果继发感染,则演变为化脓性角膜溃疡,极易穿孔。

遗传性感觉神经病变患者由于有髓鞘神经纤维的减少,导致出现大范围、持续性的角膜上皮缺损。家族性自主神经异常的患者通常具有情绪不稳定、高血压、皮肤色斑、多汗、痛觉不敏感、反复呼吸道感染等特点。眼部表现为哭泣时无泪和角膜知觉减退,角膜炎随个体而不同,轻者点状上皮缺损,严重的发展为神经营养性溃疡。

(二)治疗

治疗措施包括使用不含防腐剂的人工泪液和眼膏保持眼表的湿润,用抗生素滴眼液及眼膏等预防感染,羊膜遮盖、佩戴软性接触镜或包扎患眼等促进角膜缺损灶的愈合。近年来研究发现,局部应用神经生长因子可以促进慢性上皮溃疡的愈合。但这一治疗方法尚需进一步临床验证。药物治疗无效时可行睑缘缝合术或用肉毒杆菌毒素 A 造成暂时性上睑下垂以保护角膜,另外睑缘缝合可以减少泪液蒸发,防止眼表干燥。如已演变成化脓性角膜溃疡,则按角膜溃疡疾病治疗原则处理。另外要积极治疗导致三叉神经损害的原发疾病。

八、暴露性角膜炎

暴露性角膜炎是角膜失去眼睑保护而暴露在空气中,引起干燥、上皮脱落进而继发感染的角膜炎症。角膜暴露的常见原因:眼睑缺损、眼球突出、睑外翻、手术源性上睑滞留或闭合不全。此外,面神经麻痹、深麻醉或昏迷也可导致此病。

(一)临床表现

病变多位于下 1/3 角膜。初期角膜、结膜上皮干燥、粗糙,暴露部位的结膜充血、肥厚，角膜上皮逐渐由点状糜烂融合成大片的上皮缺损，有新生血管形成。继发感染时则出现化脓性角膜溃疡症状及体征。

(二)治疗

治疗目的是去除暴露因素、保护和维持角膜的湿润状态。具体措施：根据角膜暴露原因做眼睑缺损修补术、睑植皮术等。上睑下垂矫正术所造成的严重睑闭合不全，应立即手术处理以恢复闭睑功能。夜间使用眼膏预防感染或形成人工湿房保护角膜，其他措施同神经麻痹性角膜炎。

九、蚕食性角膜溃疡

蚕食性角膜溃疡是一种自发性、慢性、边缘性、进行性、疼痛性角膜溃疡。确切病因不清，可能的因素包括外伤、手术或感染(寄生虫感染、带状疱疹、梅毒、结核、丙型肝炎)等。

(一)病理及免疫学特点

蚕食性角膜溃疡患者切除的结膜显示大量的浆细胞、淋巴细胞和组织细胞浸润。另外，邻近角膜溃疡灶的结膜有胶原溶酶产生。患者血清中有角膜、结膜上皮抗体，而且血清的免疫复合物水平比正常人群高。可能为某些炎症或感染因素诱导改变了角膜上皮及结膜的抗原性，从而使机体产生自身抗体，进一步导致补体激活、中性粒细胞浸润、胶原酶释放的免疫反应。角膜开始坏死，释放更多的已改变的角膜抗原，病程进展直至角膜基质破坏。近年来的研究表明，蚕食性角膜溃疡角膜基质出现 12×10^3 的异常可溶性蛋白，以及病变角膜白细胞介素-4 和 γ 干扰素的表达，都提示该病可能是体液免疫为主、细胞免疫为辅的自身免疫性疾病。

(二)临床表现

蚕食性角膜溃疡多发于成年人，单眼蚕食性角膜溃疡常见于老年人。男女比例相似，病情进展缓慢。双眼发病者进展迅速、治疗效果差，常伴有寄生虫血症。患者症状有剧烈眼痛、畏光、流泪及视力下降。病变初期，周边部角膜浅基质层浸润，几周内浸润区出现角膜上皮缺损，形成溃疡。缺损区与角膜缘之间无正常角膜组织分隔。溃疡沿角膜缘环形发展，浸润缘呈潜掘状，略隆起，最终累及全角膜。溃疡向深层发展，引起角膜穿孔。溃疡向中央进展时，周边溃疡区上皮逐渐修复，伴新生血管长入，导致角膜瘢痕化、血管化。应排除其他可引起周边部角膜溃疡、角膜溶解性病变的胶原血管性疾病，如类风湿关节炎、韦格纳肉芽肿病等。

(三)治疗

此病治疗相当棘手。局部可用类固醇皮质滴眼液滴眼,或胶原酶抑制剂,如 2%半胱氨酸滴眼液滴眼。近年来用1%～2%环孢素 A 油剂滴眼液或他克莫司滴眼液滴眼,有一定疗效。防止混合感染,局部应合并使用抗生素滴眼液及眼膏。适当补充维生素类药物。全身应用免疫抑制剂,如环磷酰胺、甲氨蝶呤和环孢素有一定疗效。

病灶局限于周边部且较为表浅,可行相邻的结膜切除,联合病灶区角膜病灶浅层清除术,可控制病变。如病变已侵犯瞳孔区或溃疡深且有穿破危险者,可根据病变范围,采用新月形、指环形或全板层角膜移植。如角膜已穿破,可行双板层角膜移植或部分穿透性角膜移植。移植片均应带有角膜缘(干细胞)组织。术后继续应用环孢素 A 或他克莫司对于预防角膜病变复发有一定疗效。

十、角膜软化症

角膜软化症由维生素 A 缺乏引起,如治疗不及时,则发生角膜干燥、溶解、坏死、穿破,最后形成粘连性角膜白斑或角膜葡萄肿。维生素 A 缺乏引起的眼部干燥症每年可使全球 20 000～100 000 婴幼儿盲目。主要病因为伴有麻疹、肺炎、中毒性消化不良等病程迁延的疾病或慢性消耗性疾病病程中未及时补充维生素 A 等。也见于消化道脂类吸收障碍导致维生素 A 吸收率低的情况。

(一)临床表现

双眼缓慢起病,夜盲症往往是早期表现,暗适应功能下降。泪液明显减少。结膜失去正常光泽和弹性,色调污暗,眼球转动时,球结膜产生许多与角膜缘平行的皱褶,睑裂区内、外侧结膜上见到典型基底朝向角膜缘的三角形泡沫状上皮角化斑,称 Bitot 斑。角膜上皮干燥、无光泽、感觉迟钝,出现灰白混浊,随后上皮脱落,基质迅速变薄、坏死,合并继发感染、前房积脓。如不及时发现并处理,可导致整个角膜软化、坏死、穿破,甚至眼内容物脱出。世界卫生组织将眼表改变分为 3 个阶段:①结膜干燥,无或有 Bitot 斑;②角膜干燥,点状上皮脱失,有角膜干凹斑;③角膜溃疡,伴有不同程度角膜软化。

维生素 A 缺乏还可致全身多处黏膜上皮角质化,如皮肤呈棘皮状,消化道及呼吸道的上皮角化,患儿可能伴有腹泻或咳嗽。维生素 A 缺乏的幼儿还伴有骨骼发育异常。

（二）治疗

角膜软化症的治疗原则是改善营养、补充维生素 A、防止严重并发症的发生。病因治疗是最关键的措施,应纠正营养不良,请儿科或内科医师会诊,加强原发全身病的治疗。大量补充维生素 A,每天肌内注射 2.5 万～5 万 U,治疗 7～10 天。同时注意补充维生素 B_1 或复合维生素 B。眼部滴用鱼肝油滴剂,每天 6 次。适当选用抗生素滴眼液及眼膏,以防止和治疗角膜继发感染。检查欠合作的幼儿,患眼在滴用表面麻醉剂后,用眼钩拉开眼睑后再滴眼,以免加压使已变薄的角膜穿破。

十一、浅层点状角膜炎

（一）浅层点状角膜炎

浅层点状角膜炎是一种病因未明的上皮性角膜病变。其特点为粗糙的点状上皮性角膜炎,伴或不伴结膜轻度充血。本病的发生与感染无关。它是角膜的活动性炎症,但不诱发角膜新生血管。

1.临床表现

可见于任何年龄,多见于中、青年。部分患者有异物感、畏光、轻度视力下降。角膜上皮内出现散在分布的圆形或椭圆形、细小的结节状或灰色点状混浊,通常好发于角膜中央部或视轴区。其中央隆起,突出于上皮表面,荧光素及玫瑰红染色呈阳性。可伴有上皮及上皮下水肿,但无浸润。病灶附近角膜上皮呈现放射状或树枝状外观,有时可误诊为单纯疱疹性角膜炎。若不治疗,病变也可于 1～2 个月愈合,但经过一段长短不一的时间(通常为 6～8 周)后又复发。在病变缓解期,角膜上皮缺损完全消失,但有时可在上皮残留轻微的瘢痕。

2.治疗

急性期症状严重时,可局部使用低浓度类固醇皮质治疗,有较好的效果,但应低浓度、短疗程使用。也可用治疗性软性角膜接触镜治疗。另外,还可选用自家血清、纤维连接蛋白、透明质酸钠、生长因子等保护和促进角膜上皮修复的药物。应补充维生素类药物。

（二）Thygeson 浅层点状角膜炎

Thygeson 浅层点状角膜炎是一种原因不明的浅层点状角膜炎,可能和病毒感染有关。病情时轻时重,可迁延数月和数年,恢复后不遗留任何痕迹。

1.临床表现

角膜呈圆形或椭圆形混浊,直径为 0.1～0.5 mm,由许多灰白色颗粒聚集而成,轻度隆起。极少或无荧光素着色。角膜混浊可发生于任何部位,但以瞳孔区最为常见。病情时轻时重,新、老病灶交替出现,最后彻底消退且不留痕迹。角膜知觉一般正常,少数轻微降低。无结膜充血、角膜水肿或眼睑异常。

2.治疗

参见浅层点状角膜炎治疗方案。

十二、丝状角膜炎

各种原因引起角膜表面出现由变性的上皮及黏液组成的丝状物均称为丝状角膜炎。本病临床症状严重,治疗较困难,易复发。

(一)临床表现

自觉症状有异物感、畏光流泪等。瞬目时症状加重,而闭眼时症状可减轻。角膜上可见色泽较暗、卷曲的丝状物一端附着于角膜上皮层,另一端游离,可被推动,长度从 0.5 mm 到数毫米不等,能被玫瑰红染色。丝状物附着处角膜下方可出现小的灰白色上皮下混浊。与角膜的黏附通常较牢固,由于瞬目动作,丝状物可能会弯曲折叠,用力闭眼可能使丝状物从角膜面脱落,而残留角膜上皮缺损区,在此缺损区又可重新形成新的丝状物。丝状物可在不同位置反复出现。

角膜上可见色泽较暗、卷曲的丝状物,一端附着于角膜上皮层。

(二)治疗

查找病因,并针对病因治疗。患者若有接触镜戴用过长、用药不当(包括全身用药)、包眼时间过长等因素,应及时矫正。患者因丝状物引起异物感明显时,可在表面麻醉后机械拭去角膜丝状物,然后在结膜囊涂抗生素眼膏,包眼 12～24 小时。适当应用抗生素滴眼液及眼膏,防止继发感染的发生。试用营养角膜上皮的药物。适当补充维生素类口服药。10%的半胱氨酸可减低丝状物黏性,有利于卷丝的去除。局部使用高渗剂对本病也有治疗作用,常用者为 5%氯化钠溶液,白天每天滴眼 3～4 次,晚上用眼膏。角膜上皮剥脱后可佩戴软性角膜接触镜以减轻症状,同时局部使用不含防腐剂的人工泪液。

十三、复发性角膜上皮糜烂

复发性角膜上皮糜烂指角膜上皮反复发生糜烂剥脱,导致角膜表面出现上皮缺损的一种疾病。根据前弹力层有无损伤分为两型:Ⅰ型仅有上皮缺损和基膜损害;Ⅱ型损伤累及前弹力层或基质浅层。复发性角膜糜烂的患者上皮细胞中胶原酶的活性上调。改变Ⅳ、Ⅴ、Ⅶ、Ⅹ型胶原纤维网络结构及上皮基膜,影响上皮附着力。部分复发性角膜糜烂的患者有睑板腺功能障碍。

(一)临床表现

常常在晚上或清晨发生眼痛,伴有眼红、畏光和流泪。不同个体的严重程度和病程也不同。少部分人因为接触性眼部检查引起,持续 30 分钟至数小时,严重患者可以持续数天。患眼有撕裂样剧痛,伴明显异物感和刺激感,可有眼睑肿胀反应。角膜上皮与其下的基膜及前弹力层黏附松弛,角膜上皮缺损区荧光素着染,上皮剥脱区可再次上皮化,但不久又脱落复发。部分病例角膜上皮缺损持续不愈,可出现随瞬目运动来回覆盖眼表的"上皮被膜"。患者可伴有导致基膜异常的疾病,如前基膜营养不良、糖尿病、大疱性角膜病变等。

(二)治疗

使用高渗性滴眼液或眼膏,如 5% 氯化钠、40% 葡萄糖等,通常需持续用药6～12 个月。高渗药物可以提供润滑作用,并产生渗透梯度,减轻角膜上皮水肿,促进上皮细胞间的附着。急性期可佩戴软性角膜接触镜。适当应用抗生素滴眼液及眼膏,防止继发感染。外伤后上皮糜烂的患者行前基质层微穿刺,刺激新基膜复合体的形成,可取得较好的治疗效果。反复发作、进行性发展或药物治疗无效者,还可考虑睑缘缝合术、准分子激光浅层角膜切除术、角膜上皮清创术等治疗方法。

第三节　角膜变性与营养不良

角膜变性指由于某些先期的疾病引起角膜组织退化变质并使其功能减退。引起角膜变性的原发病通常为眼部炎症性疾病,少部分原因未明,但与遗传无关。角膜营养不良指角膜组织受某种异常基因的影响,结构或功能进行性损害并发生具有病理组织学特征的组织改变。

一、角膜老年环

角膜老年环是角膜周边部基质内的类脂质沉着。病理组织学上,类脂质主要沉积于靠近前、后弹力层的部位。50～60 岁老年人中,约 60% 有老年环,超过80 岁的老人几乎全部有老年环。双眼发病。起初混浊在角膜上、下方,逐渐发展为环形。环呈白色,通常约 1 mm 宽,外侧边界清楚,内侧边界稍模糊,与角膜缘之间有透明角膜带相隔。偶尔可作为一种先天性异常出现于青壮年,这时病变常局限于角膜缘的一部分,而不形成环状,也不伴有血脂异常。老年环通常是一种有遗传倾向的退行性改变,但有时也可能是高脂蛋白血症(尤其为低密度脂蛋白)或血清胆固醇增高的表现,尤其为 40 岁以下患者出现时,可作为诊断动脉粥样硬化的参考依据。

本病无须治疗。

二、带状角膜病变

带状角膜病变是主要累及前弹力层的表浅角膜钙化变性,常继发于各种眼部或系统性疾病。常见于慢性葡萄膜炎、各种原因引起的高钙血症、血磷增高而血钙正常的疾病,以及长期暴露于汞剂或含汞的溶液中,如长期使用某些含汞剂滴眼液。

(一)临床表现

早期无症状。当混浊带越过瞳孔区时,视力下降。上皮隆起或破损,可有刺激症状和异物感。病变起始于睑裂区角膜边缘部,在前弹力层出现细点状灰白色钙质沉着。病变外侧与角膜缘之间有透明的角膜分隔,内侧呈火焰状逐渐向中央发展,汇合成一条带状混浊横过角膜的睑裂区,沉着的钙盐最终变成白色斑片状,常高出于上皮表面,可引起角膜上皮缺损。有时伴有新生血管。

(二)治疗

积极治疗原发病。病症轻微者局部使用依地酸二钠滴眼液滴眼,重症者表面麻醉后刮去角膜上皮,用 2.5% 依地酸二钠溶液浸洗角膜,通过螯合作用去除钙质。佩戴浸泡有依地酸二钠溶液的接触镜和胶原帽也有较好疗效。混浊严重者可行板层角膜移植术或准分子激光治疗。

三、边缘性角膜变性

边缘性角膜变性是一种双侧性周边部角膜扩张病。病因不明,其角膜上皮、后弹力层及内皮层正常,而 Bowman 膜缺如或不完整,基质层有大量的酸性黏多糖沉着。电子显微镜观察发现,角膜变薄区内有胶原的电子致密区,目前认为和免疫性炎症有关。男女发病比为 3∶1,常于青年时期(20～30 岁)开始,进展缓慢,病程长。多为双眼发病,但可先后发病,两眼的病程进展也可不同。

(一)临床表现

一般无明显疼痛、畏光,视力呈慢性进行性下降。单眼或双眼对称性角膜边缘部变薄、扩张,鼻上象限多见,部分患者下方角膜周边部亦变薄、扩张,若干年后变薄区在3点或9点汇合,形成全周边缘性角膜变薄扩张区域,通常厚度仅为正常的1/4~1/2,最薄处仅残留上皮和膨出的后弹力层,部分患者继发轻微创伤而穿孔,但自发穿孔者少见。变薄区有浅层新生血管。进展缘可有类脂质沉积。角膜变薄扩张导致不规则近视、散光,视力进行性减退且无法矫正。

(二)治疗

药物治疗无效,以手术治疗为主。早期应验光配镜提高视力。患眼角膜进行性变薄,有自发性穿破或轻微外伤导致破裂危险者,可行板层角膜移植术。如果角膜小范围穿孔,可行部分或全板层角膜移植;穿孔范围较大且伴眼内容物脱出者,则需行部分穿透性角膜移植术。

四、大疱性角膜病变

大疱性角膜病变是由于各种原因严重损毁角膜内皮细胞,导致角膜内皮细胞失代偿,使其失去液体屏障和主动液泵功能,引起角膜基质和上皮下持续性水肿的疾病。常见原因为眼球前段手术,尤其是白内障摘除、人工晶状体植入、无晶状体眼的玻璃体疝接触内皮、绝对期青光眼、单纯疱疹病毒或带状疱疹病毒感染损伤内皮、角膜内皮营养不良的晚期阶段等。

(一)临床表现

患者多有上述病史。患眼雾视,轻症者晨起最重,午后可有改善。重者刺激症状明显,疼痛流泪,难以睁眼,特别是在角膜上皮水疱破裂时最为明显。结膜有不同程度的混合性充血,裂隙灯检查见角膜基质增厚水肿,上皮气雾状或有大小不等的水疱,角膜后层切面不清或皱褶混浊。病程持久者,角膜基质新生血管形成,基质层混浊,视力明显减退。

(二)治疗

轻症可局部应用高渗剂和角膜营养剂,上皮有缺损时,应加用上皮营养剂及用抗生素滴眼液或眼膏预防感染。症状顽固,对视功能影响较大者,应考虑穿透性角膜移植术或深板层角膜内皮移植术,板层角膜移植可短期缓解症状。其他的方法有角膜层间烧灼术、角膜层间晶状体囊膜植入术等。

五、脂质变性

脂质变性有原发性与继发性两种。原发性脂质变性罕见,病因未明,可能与角膜缘血管通透性增加有关。引起继发性脂质变性的疾病通常有角膜基质炎、外伤、角膜水肿及角膜溃疡,常发生于出现新生血管的角膜。

临床上表现为突然发生的视力急剧下降。角膜病灶为灰色或黄白色。脂质变性形状像扇形,有羽毛状边缘,常出现于无炎症反应、无活动性的新生血管区域,病灶边缘可见胆固醇结晶。急性炎症的区域则多为致密的圆盘状病灶。

诊断原发性脂质变性时,必须具有下述条件:无眼部外伤史,家族成员中无相似病史,无角膜新生血管,全身无脂质代谢性疾病,血脂在正常水平。脂质沉着可位于角膜中央或周边部。位于周边部时,外观上像扩大的老年环。除影响美容外,本病还可影响视力。原发性脂质变性引起视力明显下降者,可考虑行穿透性角膜移植术。但有报道,术后移植片上仍可出现脂质沉着复发。继发性脂质变性由急性炎症引起者,脂质沉着通常逐渐消退。但当视力下降时,可考虑行穿透性角膜移植术。

六、角膜营养不良

角膜营养不良是一组少见的遗传性、双眼性、原发性的具有病理组织特征改变的疾病,与原来的角膜组织炎症或系统性疾病无关。此类疾病进展缓慢或静止不变。在患者出生后或青春期确诊。

角膜营养不良可根据其遗传模式、解剖部位、临床表现、病理组织学、超微结构、组织化学等的不同而分类。近年来,部分角膜营养不良已找出其遗传相关的基因,例如 Meesmann 角膜上皮营养不良为 17q12 上的角蛋白 12 和 12q13 上的角蛋白 13 基因发生改变;颗粒状和格子状 I 和 III 型角膜基质营养不良为 5q31 染色体位点上的角膜上皮素基因突变;后部多形性角膜内皮营养不良为 20p11.2-q11.2 染色体位点发生突变。

临床上多采用解剖部位分类法,根据受犯角膜层次而分为角膜前部、实质部及后部角膜营养不良 3 类。本节各举 1 种常见的典型病种加以介绍。

(一)上皮基膜营养不良

上皮基膜营养不良是最常见的前部角膜营养不良,表现为双侧性,可能为显性遗传。病理组织学检查可见基膜增厚,并向上皮内延伸;上皮细胞不正常,伴有微小囊肿,通常位于基膜下,内含细胞和细胞核碎屑。

1.临床表现

女性患病较多见,人群中发病率约为 2%。主要症状是自发性反复发作的患眼疼痛、刺激症状及暂时的视力模糊。角膜中央的上皮层及基膜内可见灰白色小点或斑片、地图样和指纹状细小线条。可发生上皮反复性剥脱。

2.治疗

局部可使用5％氯化钠滴眼液和眼膏,以及人工泪液等黏性润滑剂。上皮剥脱时可佩戴软性角膜接触镜,也可刮除上皮后,绷带加压包扎。部分患者采用准分子激光去除糜烂角膜上皮,可促进新生上皮愈合,有较满意效果。适当用刺激性小的抗生素滴眼液和眼膏预防感染。

(二)颗粒状角膜营养不良

颗粒状角膜营养不良为角膜基质营养不良,属常染色体显性遗传病。目前的研究证实颗粒状角膜营养不良为5q31染色体位点上的角膜上皮素基因发生改变所致。病理组织学具有特征性,角膜颗粒为玻璃样物质,用Masson三重染色呈鲜红色,用过碘酸希夫染色呈弱染,沉淀物的周围部位被刚果红着染,但通常缺乏典型淀粉特征。颗粒物的确切性质和来源仍然不清。可能是细胞膜蛋白或磷脂异常合成或代谢的产物。

1.临床表现

患者10~20岁发病,但可多年无症状。双眼对称性发展,青春期后较明显。发病时除视力有不同程度下降外,可不伴随其他症状。当角膜上皮出现糜烂时,可出现眼红与畏光。角膜中央前弹力层下可见灰白色点状混浊,合成大小不等、界限清楚的圆形或不规则团块,形态各异,逐步向角膜实质深层发展,病灶之间角膜完全正常透明。

2.治疗

早、中期无须治疗。当视力下降明显影响工作与生活时,考虑进行角膜移植术或光性治疗性角膜切削术,一般可获良效。但术后可复发。

(三)Fuchs角膜内皮营养不良

Fuchs角膜内皮营养不良是角膜后部营养不良的典型代表。以角膜内皮的进行性损害,最后发展为角膜内皮失代偿为特征的营养不良性疾病。可能为常染色体显性遗传。病理显示角膜后弹力层散在灶性增厚,形成角膜小滴,凸向前房,其尖端处的内皮细胞变薄,内皮细胞总数减少。苏木精-伊红染色和过碘酸希夫染色可显示蘑菇状半球形或扁顶砧样的角膜小滴轮廓。

1.临床表现

多见于绝经期妇女,常于50岁以后出现症状且症状加重。双侧性发病。早期病变局限于内皮及后弹力层时无自觉症状,角膜的后弹力层出现滴状赘疣,推压内皮突出于前房。后弹力层可呈弥漫性增厚。有时内皮面有色素沉着。当角膜内皮功能失代偿时,基质和上皮出现水肿,自觉视力下降、虹视和雾视。发展为大疱性角膜病变时,出现疼痛、畏光及流泪。

2.治疗

早期病例无症状,无有效治疗手段,可试用角膜营养剂和生长因子。角膜水肿、内皮失代偿者治疗方案参见"大疱性角膜病变"部分。

第四节 角 膜 肿 瘤

一、角结膜皮样瘤

角结膜皮样瘤是一种类似肿瘤的先天性异常,肿物由纤维组织和脂肪组织构成,来自胚胎性皮肤,属典型的迷离瘤。

(一)临床表现

角结膜皮样瘤为出生就存在的肿物,随年龄增长和眼球发育略有增大。肿物多位于角巩膜颞下方,少数侵犯全角膜。外表色如皮肤,边界清楚,可有纤细的毛发存在。较大角结膜皮样瘤常可造成角膜散光、视力下降。中央部位的皮样瘤可造成患眼的弱视。Goldenhar 综合征伴有上睑缺损、副耳或眼部其他异常。

(二)治疗

角结膜皮样瘤治疗以手术切除为主,肿物切除联合板层角巩膜移植是最理想的手术方式。手术后应及时验光配镜,对矫正视力不良者应配合弱视治疗,以期达到功能治愈。

二、上皮内上皮癌

上皮内上皮癌是一种单眼发病、病程缓慢的上皮样良性肿瘤。

(一)临床表现

多见于老年人,单眼发病,病程缓慢。病变多好发于角膜与结膜交界处,为缓慢生长的半透明或胶冻样新生物,微隆起,呈粉红色或霜白色,表面布满"松针"样新生血管,界限清楚,可局限生长。活体组织检查及组织病理学可确诊。

(二)治疗

可行肿瘤切除联合板层角膜移植术。博来霉素结膜下注射亦有较好的疗效。

三、角结膜鳞癌

角结膜鳞癌是一种原发性上皮恶性肿瘤,也可由上皮内上皮癌迁延多年,之后恶变而来。

(一)临床表现

多见于中老年男性。通常睑裂区角膜缘为好发部位,尤以颞侧常见。肿瘤呈胶样隆起,基底宽且富有血管。肿瘤可向球结膜一侧深部发展,或在角膜面扁平生长蔓延。少数向眼内蔓延甚至侵犯眼眶组织。亦可沿淋巴管向全身其他部位转移。继发感染时,可有浆液脓性分泌物,淋巴引流区淋巴结肿大且有压痛。组织病理学检查可以确诊。

(二)治疗

病变早期未突破前弹力层时,行广泛的结膜和角膜板层切除。施行"非接触"的病灶切除,即在肿瘤侵犯区域边缘外 1～2 mm 的正常结膜及角膜处划界,然后开始剥离,使肿瘤完全游离后去除,可达到根治目的。眼内组织或眼眶组织被肿瘤侵犯者,需行眼球摘除或眶内容剜除术。

第八章

葡萄膜疾病

第一节　葡萄膜的先天异常

一、无虹膜

无虹膜是少见的眼部先天畸形,表明其发育停滞于原始状态,凡肉眼在前房周边能看到部分虹膜组织者,称为部分性无虹膜;如果用前房角镜检查才能看到少许虹膜残端者,称为无虹膜。无虹膜几乎都是双眼受累,不仅虹膜异常,还常伴有角膜、前房、晶状体、视网膜、视神经异常。发病原因不明,多表现为常染色体显性遗传。

(一)临床表现

临床上因瞳孔极度开大,常有畏光、眼裂变小,且由于各种眼部异常而引起视力减退、中心凹缺如、视细胞受光损伤、视力低下。瞳孔几乎占据全角膜范围,在角膜缘内可见到晶状体赤道部边缘,有时可见到悬韧带及其后房的睫状突。无虹膜可伴发其他眼部异常。

1.角膜混浊

较早出现角膜混浊,往往伴有细小放射状浅层血管,侵犯角膜周边部;有的病例为先天性小角膜。

2.青光眼

常规做房角镜检查是必要的,可见卷缩状宽窄不等的虹膜残根。疾病早期小梁网往往正常,但可逐渐引起房角关闭,虹膜残根向前伸到小梁的滤过区,掩盖小梁网的大部分而引起青光眼;或由于晶状体异位。

3.白内障

出生时有轻的前、后皮质混浊,逐渐发展,严重者需要手术治疗。

4.晶状体异位

56％的患者有晶状体异位。

5.斜视

比较多见,患者常有屈光不正,多为远视,应当检查屈光不正,提高视力。

6.眼球震颤

眼球震颤是继发于黄斑发育不良。

本病患者可伴有全身异常,如骨骼畸形、颜面发育不良、泌尿系统先天异常、发育迟缓及肾母细胞瘤。肾母细胞瘤是肾脏恶性肿瘤,为常染色体显性遗传。有人报道肾母细胞瘤患者中1％伴无虹膜。更易发生于散发性先天无虹膜者。

(二)治疗

无特殊疗法,应防止强光刺激,可带黑镜。应当注意并发症以便及时治疗,如青光眼等。

二、虹膜缺损

虹膜缺损有两种,一种是典型葡萄膜缺损,在胚裂区从脉络膜到虹膜缺损,为先天胚裂闭锁不全所致。在胚裂封闭以后发生的缺损称为单纯性虹膜缺损,病因不明,与视杯发育过程中切迹有关。由于中胚叶的机械性阻塞或外胚叶生长的原发性发育异常,以及晶状体纤维葡萄膜异常生长,使视杯在此处不能向前生长而形成虹膜缺损。虹膜整个节段缺损直至睫状体缘者,称为全部性缺损,否则为部分性缺损。部分性缺损可表现为瞳孔缘的切迹、虹膜孔洞和虹膜根部缺损。如果缺损累及虹膜组织的全厚层,称为完全性虹膜缺损;仅累及外胚叶或中胚叶部分者,称为不完全性虹膜缺损。

(一)先天性典型虹膜缺损

先天性典型虹膜缺损位于虹膜下方,为完全性虹膜缺损。瞳孔向下伸展到角膜缘,并且越向下伸展变得越窄,形成尖向下的梨形瞳孔;瞳孔上缘略向下移位,瞳孔缘的边缘色素缘和瞳孔括约肌一直由瞳孔缘沿缺损部延续到角膜缘。这是与手术造成的虹膜缺损的主要区别点。本病常伴有其他眼部先天畸形,如脉络膜缺损,而使视力减退。

(二)单纯性虹膜缺损

单纯性虹膜缺损为不合并其他葡萄膜缺损的虹膜缺损。

1.完全性虹膜缺损

(1)切迹样缺损,比较多见,常发生于虹膜下方典型性缺损的位置,为轻度完全性缺损。

(2)虹膜孔型,单一虹膜孔比较多见,在瞳孔开大时被动地关闭,瞳孔缩小时张开。

(3)虹膜周边缺损,瞳孔正常。缺损的虹膜孔较小,呈圆形、裂隙状或三角形。

2.不完全性虹膜缺损

(1)虹膜基质和色素上皮缺损,但有虹膜-瞳孔板层结构残余,称为桥形缺损。有丝网状薄膜组织架于虹膜缺损处,或在缺损处有粗大条索。

(2)虹膜基质缺失而色素上皮存在,称为虹膜小窝,为虹膜隐窝中的两层中胚叶组织完全缺如,小窝底部为黑色素上皮。

(3)虹膜色素层缺损,在虹膜实质发育不全处用检眼镜能看到眼底红光反射。

三、永存瞳孔膜

胚胎时晶状体被血管膜包围,到胚胎 7 个月时该膜完全被吸收消失。但有时在出生后晶状体前囊上残存一部分,称为永存瞳孔膜。

(一)临床表现

永存瞳孔膜颜色与虹膜色相同,主要有丝状和膜状两种。前者一端连在虹膜小环部,另一端连到瞳孔区晶状体前表面或角膜后壁。这一点与炎症后粘连不同;膜状者起于虹膜小环部,占据部分瞳孔。瞳孔膜残留一般不影响瞳孔运动,除致密的膜外,一般不引起视力障碍。

(二)治疗

影响视力的厚瞳孔膜需要手术或激光治疗。

四、脉络膜缺损

脉络膜缺损是指脉络膜有局部缺损,为比较常见的先天性眼底异常。典型的脉络膜缺损是由于眼泡胚裂闭锁不全、脉络膜发育不良,致使脉络膜和视网膜色素上皮完全缺损,可有遗传性。非典型脉络膜缺损的病因和性质尚无统一的意见,一般认为可能是外胚叶或中胚叶发育异常。

(一)临床表现

1.典型脉络膜缺损

多为双眼,也可有单眼发病,往往合并其他眼部异常,导致视力不佳。缺损位于视盘下方,与其下缘之间有一宽窄不等的正常区;有的病例其上方也可包括视盘在内,下方边缘直达眼底周边部。缺损的面积大小不一,大者可超过一个象限。视野检查可见与缺损一致的扇形缺损。缺损区无脉络膜,通过菲薄的视网膜可见巩膜,呈白色或灰白色,在缺损区有时可见色素或少许脉络膜血管。缺损的边缘齐整清楚,其周边部有色素。有时缺损区凹陷,视网膜血管进入凹陷区时向下弯曲,称为膨出性脉络膜缺损。脉络膜大缺损表面可有横条色素带分隔成数区,或者在视盘下方有孤立的一个或数个缺损,排列成行,大小不等,呈不规则圆形或横椭圆形,称为桥形脉络膜缺损。在脉络膜缺损处的视网膜常有萎缩变性,有时由于裂孔或组织牵引而引起视网膜脱离。由于没有正常眼底颜色作为背景,很难发现视网膜破孔和视网膜脱离,需要仔细检查眼底。有人认为脉络膜缺损处如有出血斑,裂孔往往在其附近。

脉络膜缺损常伴有其他先天异常,如小眼球、黄斑部发育异常,以及虹膜、视神经、晶状体缺损,因而视力不良,并可伴有斜视和眼球震颤。

2.非典型脉络膜缺损

较少见,多为单眼。缺损可位于眼底任何部位,发生于黄斑者称为黄斑部缺损,中心视力丧失,这是最多见的非典型脉络膜缺损,缺损部的表现与典型者相似,巩膜暴露为灰白色并有色素沉着。非典型脉络膜缺损需要与陈旧性脉络膜病灶相区别,后者形状不一,边缘不整齐,往往不是单一的,萎缩区有瘢痕组织和大量色素增生,不伴有其他先天异常。

(二)治疗

无特殊疗法。并发视网膜脱离者考虑手术治疗,应注意封闭脉络膜缺损的边缘部,脉络膜缺损范围较大,后边缘部不易封闭,故治疗效果较差。

现有激光治疗和玻璃体视网膜手术治疗等方法。

1.激光治疗

根据破孔和视网膜脱离不同考虑不同措施:①如果缺损区有破孔尚无视网膜脱离,或有脱离仅限于缺损区,可考虑激光封闭缺损边缘。②如果脱离已波及缺损区外,可先试行保守治疗促进视网膜下液体吸收,以利于激光照射;如果不能吸收,可先放水,视网膜复位后再行激光照射。③如果发病时间较长,脱离范围较广而高,卧床后不能恢复,玻璃体有浓缩现象,术中一般需要放水,巩膜折叠部置入填充物,手术不易达到的缺损区近视盘边缘,在视网膜复位后可补充激光治疗。

2.玻璃体视网膜手术

如果脉络膜缺损处的视网膜破孔不易发现或有严重的增殖性玻璃体视网膜病变,可考虑行玻璃体手术治疗。充分的视网膜前膜和玻璃体切除可恢复视网膜的弹性,封闭裂孔及缺损区边缘;玻璃体内注入气体或硅油顶压眼球效果更好。

第二节　葡萄膜退行性改变

一、虹膜角膜内皮综合征

Harm(1903)首先描述一种涉及虹膜萎缩和青光眼的疾病,称为原发性进行性虹膜萎缩。以后 Chandler(1956)报道一种虹膜萎缩伴有角膜营养不良,临床表现有角膜水肿和青光眼,称为 Chandler 综合征。Cogan(1969)又报道单眼青光眼患者虹膜上有很多结节样虹膜色素痣,认为与 Chandler 综合征很相似。Schield(1979)认为以上 3 种类型是同一性质疾病。因为有的病例开始是 Chandler 综合征,以后发生虹膜萎缩孔,并发现原发性进行性虹膜萎缩,也可有虹膜结节。Yanoff(1979)明确提出将三者总称为虹膜角膜内皮综合征。

(一)病因和发病机制

1.炎症或血管学说

现已证明本病虹膜血管有不同程度闭塞,但其改变的原因不明,可能是先天性,也可能是由某种因素所致。

2.Campbell 膜学说

Campbell(1978)根据临床观察和组织病理提出原发性虹膜萎缩是由角膜内皮细胞异常开始的,产生一层由单层内皮细胞和后弹力膜样组织的膜。这种膜伸展越过前房角到虹膜表面。由于膜的牵引,可引起虹膜周边前粘连和瞳孔向粘连处移位变形,以及引起虹膜萎缩、虹膜孔形成。另外可能继发于虹膜缺血而引起溶解性孔。由于膜影响角膜内皮功能而引起角膜水肿;由于虹膜前粘连及膜的阻塞房角而引起青光眼。

(二)临床表现

1.原发性进行性虹膜萎缩

多为单侧,好发于青年或成年女性。病变在不知不觉中进展,无自觉症状,直到数年后眼压高才被发现。开始瞳孔有偏中心改变,随着病情的进展,逐渐向周边部移位,萎缩加重,进而色素上皮松解消失,发生虹膜穿孔,形成假性多瞳症。裂孔变大或相融合而形成巨大裂孔,虹膜大部消失。严重者仅遗留实质层条索;轻者组织疏松,颜色变浅。大多数病例都有前粘连。初起时呈细小锥形,基底逐渐变大,向角膜边缘部进展。瞳孔常向虹膜前粘连处移位,有时虹膜被牵引向前,离开晶状体,这种牵引更促进虹膜孔的形成。

2.Chandler 综合征

角膜后壁有特殊的细小斑点状、滴状改变,常伴有角膜水肿,异常的内皮细胞覆盖在角膜后面、小梁网和虹膜表面。裂隙灯下呈弥漫的角膜内皮点彩样改变或呈细小金箔样斑点。角膜内皮镜下观察可见内皮畸形、多形态,并有无内皮细胞的暗区,有轻度虹膜萎缩,仅限于虹膜实质表层弥漫萎缩,不形成孔;也可有虹膜前粘连,程度不等,从针尖大到较宽的前粘连;中等眼压升高。本病对探讨单眼青光眼原因很重要。对每个单眼青光眼患者都应详细检查角膜后壁。

3.虹膜色素痣

Cogan(1969)首先报道单眼青光眼患者虹膜上有较多的结节样突起,角膜内皮营养不良和角膜水肿,有不同程度的虹膜萎缩,有时也有虹膜前粘连,但虹膜很少穿孔。有虹膜色素性小结节或弥漫性色素病变,初起时表现为少量细小淡黑色或黄色结节,以后结节逐渐变大为棕黑色或暗棕色有蒂的结节。眼压正常或稍高。

(三)诊断与鉴别诊断

1.诊断

根据临床表现。

2.鉴别诊断

(1)角膜内皮异常的鉴别疾病。①Fuchs 角膜内皮营养不良:多为双眼发病,角膜内皮异常,但无虹膜萎缩和虹膜前粘连。②角膜后多形性营养不良:角膜后壁可见成串的小泡,有时在后弹力膜可见赘生物,但本病为双侧性发病,有家族史。

(2)虹膜萎缩的鉴别疾病。①先天性虹膜实质发育不良:自幼房角发育不良,有青光眼和虹膜异常,瞳孔括约肌色浅,多不进展。常染色体显性遗传。②Rieger综合征:有广泛的周边前粘连、瞳孔移位和虹膜孔。全身表现为先天性缺齿、上颌发育不良。有家族史。

(3)虹膜结节和色素性改变的鉴别疾病。①神经纤维瘤:虹膜常有大小不同的结节和色素沉着,为双侧性发病。②虹膜恶性色素瘤:病变较大并多发。

(四)治疗

主要针对角膜水肿和继发性青光眼治疗。如药物不能控制眼压,需进行手术治疗,以滤过性手术为主;严重角膜水肿时,可考虑行穿透性角膜移植术。

二、回旋形脉络膜萎缩

(一)病因和发病机制

回旋形脉络膜萎缩为脉络膜、视网膜进行性萎缩性疾病,有遗传性,1/3患者有双亲血族联姻,多为常染色体隐性遗传,常伴有脑、肌肉异常改变。Kakki(1974)认为本病与高鸟氨酸血症有关。这是由于鸟氨酸转氨酶的活性不足或缺乏所致。又有研究提出牛眼视网膜的鸟氨酸转化为脯氨酸主要是由于鸟氨酸转氨酶的作用。可能导致脉络膜视网膜内脯氨酸缺乏而引起眼底改变。眼部改变是全身代谢障碍的一部分。

(二)临床表现

多见于20～30岁,男女均可患病,病程缓慢,常在一个家族中累及数人。早期有夜盲、视力逐渐减退、视野收缩,当病变累及黄斑时,视力极度低下,甚至仅剩光感。视网膜电图低于正常,最后消失,眼电图异常。眼底表现颇为特殊:开始在赤道部有萎缩,常呈不规则圆形、多角形、扇贝形和各种奇形改变,在病变之间眼底正常。病变区的脉络膜毛细血管和色素上皮完全消失,可见脉络膜大血管和视网膜色素紊乱。随着病程进展,萎缩区由周边向后极扩展,常形成一环形带,因而出现环形暗点,极周边的眼底正常。随后萎缩区又进一步向视盘及周边部扩大,仅黄斑因有致密的脉络膜毛细血管丛得以长时间保持正常,但最后也发生萎缩,全眼底呈黄白色,散布有小色素斑,周边部更致密,有时呈天鹅绒样棕色色素增生,视网膜血管变细,视盘色变浅,常伴有白内障。

(三)治疗

1.增加剩余酶的活力

应用高水平的辅助因子。这种物质在酶的降解方面是一种辅助因子,也是对鸟氨酸转氨酶的辅助因子,是食物维生素 B_6 的活动型。因此,提出以维生素 B_6 治疗以增加残余酶的活力,可以减少血内鸟氨酸水平,每天维生素 B_6 $300\sim$ $700\ mg$,1 周内血浆鸟氨酸水平下降 $45\%\sim50\%$。

2.限制鸟氨酸的先驱物

主要限制精氨酸,因为精氨酸来自蛋白,因而应采取低蛋白饮食。但这种方法也不是没有危险的。

3.调整缺乏的物质。

血浆内鸟氨酸升高,血浆中赖氨酸、谷氨酸和肌酸相应减少,因此,需要补充肌酸、赖氨酸。鸟氨酸转氨酶活性下降,视网膜脉络膜内脯氨酸缺乏,更应补给脯氨酸,每天应服用 $2\sim3\ g$。也可用赖氨酸每天 $2.5\sim5\ g$,以降低血浆内的鸟氨酸。

三、原发性脉络膜硬化

(一)病因

原发性脉络膜硬化是一种在脉络膜发生的弥漫性或局限性变性改变并伴有视网膜变性和色素性改变,有家族史和不同的遗传形式,多见于老年人,但不常伴有全身性动脉硬化和脉络膜血管硬化,而是眼底如同大脉络膜血管的硬化表现,这是由于血管周围组织、毛细血管消失和视网膜色素上皮变薄的萎缩背景下,脉络膜大血管明显暴露出来。有 3 种类型。

(二)临床表现

1.弥漫性脉络膜硬化

弥漫性脉络膜硬化是少见类型,常侵及全眼底。往往为常染色体显性遗传,也有隐性或性连锁遗传者。近年来生化研究结果表明,本病为光感受器的某些遗传生物学改变,主要异常改变为环磷酸腺苷浓度升高,光感受器间维生素 A 结合黏蛋白减少。本病发病较晚,一般中年起病,但也有发生于青年者,到 40 岁时形成广泛脉络膜视网膜萎缩。有进行性视力减退、夜盲及视野收缩,可发生环形暗点,常呈管状。病种进展缓慢,最后视力可仅为手动。眼底早期有水肿和色素及小的奶油状色素斑,随着年龄的增长,病变由视盘或黄斑附近开始,以后逐渐扩展,到 60 岁全眼底被侵犯,呈弥漫性萎缩豹斑状,后极部更明显。由于视网膜色素上皮萎缩,脉络膜毛细血管消失,透露出硬化的脉络膜大血管,其中有些已闭锁呈白色索条状;有的在灰白色血管中尚有细窄的血管柱,在血管明显硬化的脉络膜萎缩区往往露出白色巩膜。视盘呈蜡黄色,视网膜血管变细,眼底常伴有散在的色素斑。也可有色觉异常,视网膜电图低于正常,最后消失,眼电图明显异常,有不典型暗适应改变。

2.视盘旁和中心性脉络膜硬化

多为常染色体隐性遗传。病变开始于视盘周围,相当于视盘附近的血管环的小分支受累,使视盘周围的脉络膜发生萎缩,病变区边界不清,病变扩展的程度不同,有时很广泛,可累及黄斑部和后极部;有时很轻微,如同老年晕。暗适应受影响,但无完全性夜盲。

3.中心性晕轮性脉络膜萎缩

本病仅限于黄斑部,多为双侧性,有家族史,最早可在 15 岁发病,黄斑部有渗出和水肿,到20～30岁眼底改变明显,50岁以后黄斑部出现圆形、椭圆形,境界清楚,有 2～4 PD 的局限性萎缩区,其中视网膜色素上皮和脉络膜毛细血管消失,仅有的脉络膜大血管也变细,偶有闭锁呈亮的白条状。荧光眼底血管造影显示脉络膜大血管边缘部由于色素脱失表现为强荧光。视网膜血管正常。有绝对性中心暗点,周边视野正常,无夜盲。

(三)诊断与鉴别诊断

根据双眼对称性改变、有家族史及眼底特殊性改变,多能作出诊断。病变广泛者,如弥漫性萎缩应与视网膜色素变性和其他视网膜变性疾病区别;中心部的萎缩应与老年黄斑变性和后极部炎症病变鉴别。本病无特殊疗法。

四、无脉络膜症

(一)病因和发病机制

无脉络膜症是遗传性进行性脉络膜视网膜变性,为一种中间性性连锁的遗传病。男性病变典型、严重且为进行性;女性病变轻且不进展,视力很少减退。疾病通过女性传递给后代,为一种进行性毯层脉络膜营养不良。

(二)临床表现

本病为双侧性。男性患者自觉症状明显,5～10岁开始有夜盲,视力、视野逐渐有改变,晚期完全失明。男性眼底改变明显,多在儿童时期即出现周边部椒盐状视网膜色素上皮退行性改变,并有散在的色素斑点。病变进展,脉络膜血管及色素上皮萎缩,出现小区域的脉络膜大血管暴露。这种改变从周边部向后极部发展。随着年龄的增长,脉络膜血管逐渐消失,一般在50岁之后几乎全部色素上皮被破坏,脉络膜萎缩,血管消失以至巩膜暴露,最后眼底为均匀一致的白色反光,仅在中央区有限界不清的淡棕红色或眼底周边有岛状淡红色区能残留一段时间。视网膜动脉变细,神盘晚期萎缩;玻璃体可发生液化,有点状、纤维状混浊或灰白色胆固醇样结晶,以及细小棕色素点。

女性携带者的眼底表现与男性患者年轻时的早期改变相似,眼底周边有椒盐状萎缩,也可见色素斑,但病变多不进展。男性患者有色盲,视网膜电图、眼电图晚期都明显异常。女性视功能多为正常,偶尔有异常,但也比男性患者轻。

(三)诊断与鉴别诊断

根据家族发病史、典型眼底改变及电生理检查,可以作出诊断。应与视网膜色素变性相鉴别,特别是非典型病例与本病中期改变有相似之处,应当注意。另外应与严重的脉络膜硬化相区别。本病目前尚无特殊疗法。

第三节　感染性葡萄膜炎

感染性葡萄膜炎发病有各种原因,很多病原体可引起本病,现将常见者介绍如下。

一、眼内炎

眼内炎是严重眼病。仅前节感染称为化脓性虹膜睫状体炎。炎症波及视网膜、脉络膜和玻璃体者称为眼内炎,如不及时治疗,可发展为全眼球炎,表现为眼剧痛难忍,眼睑、结膜高度充血、水肿,眼球突出,运动受限,视力完全丧失。因此,积极治疗眼内炎是抢救眼失明的关键。

(一)病因和发病机制

1.外因性眼内炎

外因性眼内炎是病原体由外界直接进入眼内,如眼球穿通伤、内眼手术及角膜溃疡穿孔等。手术后感染多由于使用污染的敷料、药液和手术的植入物,如人工晶状体、视网膜脱离手术时的环扎物等。伤口愈合不良、眼组织嵌顿更有危险性。手术晚期感染多由于抗青光眼手术渗漏泡感染引起。外因性眼内炎以细菌感染为多见,如革兰阳性菌,依次为白色葡萄球菌、金黄色葡萄球菌、链球菌;革兰阴性杆菌,如铜绿假单胞菌较为常见。外因性真菌性眼内炎比细菌性眼内炎少见,多由念珠菌感染。

2.内因性眼内炎

病原体通过血流进入眼内。病菌来自眼外感染病灶或败血症,从视网膜血管经内界膜进入玻璃体;致病因子也可来自睫状体平坦部血管,先引起晶状体后间隙和前玻璃体混浊。内因性感染与某些特殊因素有关,如血液透析、静脉补充营养或曾用过免疫抑制剂等,年老体弱及重病患者更易患病。真菌性内因性眼内炎比细菌性内因性眼内炎多见。病原体以白色念珠菌为多见,其次是曲霉。细菌性内因性眼内炎较为少见,可能是由于细菌性感染容易及时控制,不致累及眼球,常见的细菌是金黄色葡萄球菌、链球菌、肺炎链球菌等。

(二)临床表现

1.细菌性外因性眼内炎

发病急,多在伤后24～48小时患眼突然疼痛,视力减退,刺激症状加强,结膜充血,分泌物增多,角膜水肿混浊,前房絮状渗出,迅速前房积脓,光感不明确,不及时治疗可发展为全眼球炎。

2.真菌性外因性眼内炎

潜伏期比细菌性外因性眼内炎长,一般为数周,病程进展缓慢,早期症状轻,前玻璃体有局限性绒毛状渗出,严重者前房积脓;玻璃体混浊加重,有灰白色絮状渗出,一般视网膜受累较晚,视力可保持较长时间。

3.真菌性内因性眼内炎

发病隐匿,进展缓慢。白色念珠菌败血症所致的眼内炎往往在全身症状出现后5～12周发生眼病。视力逐渐减退,无明显疼痛,早期表现为轻度虹膜睫状体炎,多为双眼,很少有前房积脓,玻璃体常有灰白色混浊,眼底有白色局限性或散在絮状渗出物。最后发生前房积脓,严重者角膜浸润穿孔,眼球被破坏。

4.细菌性内因性眼内炎

一般细菌性眼内炎没有全身症状,一旦出现症状,说明是一种毒力较强的内源性细菌感染。疾病往往开始于眼底后极部,影响视力,表现为视网膜炎症,视网膜静脉周围有白色渗出,视网膜静脉伴白鞘,也可见视网膜浅层出血、视盘水肿及玻璃体混浊,也可发生虹膜睫状体炎。

(三)诊断与鉴别诊断

1.诊断

(1)根据病史:如眼球穿通伤、内眼手术和全身病史,以及是否存在感染病灶。

(2)临床表现:外因性症状重,多为细菌性感染。有以下情况应怀疑真菌性感染:①手术或外伤后有迟发的眼内炎症。②外眼炎症相对安静,而眼内炎症明显。③前房或玻璃体有局限性炎症渗出团。

(3)微生物检查:除早期进行结膜囊分泌物涂片及细菌培养外,要及时采取前房液或玻璃体液检查,后者较前者阳性率高。

2.鉴别诊断

(1)外伤或手术后无菌性炎症:多发生于外伤或手术后 5～10 天,症状轻,很少有角膜水肿,很快好转。

(2)晶状体过敏性眼内炎:可发生前房积脓,多见于过熟性白内障或白内障囊外摘除术后。

(3)眼内异物引起的眼内炎:如木质和铜质眼内异物,特别是钝铜可引起无菌性化脓性炎症。

(四)治疗

最理想的治疗是针对已明确的病原体,但早期只能根据临床表现和涂片检查的初步结果立刻进行广谱抗生素治疗。

1.全身和局部应用广谱抗生素

眼内炎主要是抗病菌治疗。病原体未确定以前,应立刻采用强有力的眼内通透性强的广谱抗生素。以静脉注射效果好,细菌性眼内炎多用第三代头孢菌素、新青霉素和庆大霉素,对球菌和杆菌都有效。对真菌性眼内炎特别有效的药物不多,过去认为两性霉素与氟胞菌素联合使用较为有效,但前者全身应用毒性大,眼内通透性不佳,必须慎用。目前认为氟康唑是真菌性眼内炎的首选药物,眼内通透性强,不良反应低。先静脉滴注,以后改为口服。

2.皮质激素

非真菌性感染在充分、强有力的抗生素治疗 12～24 小时后可行球后注射,给予地塞米松 2.5～5 mg;全身用泼尼松 30～60 mg/d,共用 7～10 天,以后在短期(10 天左右)内迅速减量至停药;全身激素停用后局部继续使用,球后注射每天或隔天 1 次,根据病情停用。

3.玻璃体内药物注射

在采用眼内液检查的同时,向前房内或玻璃体内注射抗生素。一般全量不超过 0.3 mL,并可同时注入地塞米松 0.35 mg。最后根据眼液培养和药敏试验结果进行更有效的治疗。

4.玻璃体切割术

经各种治疗后病情继续恶化者,则应考虑玻璃体切割术。清除玻璃体内大量微生物,并可抽取玻璃体液进行病原体检查和药敏试验,同时向玻璃体内注入药物。在以下情况下可考虑此种手术:①眼内炎合并前房积脓、结膜水肿,大量抗生素治疗6～12小时病情仍继续恶化者。②超声检查确定玻璃体内存在脓肿者。③炎症仅限于眼内,玻璃体混浊且视力下降严重者。④怀疑为真菌性眼内炎且经药物治疗无效者。

二、结核性葡萄膜炎

自从多种抗结核药物问世以来,结核性葡萄膜炎虽然有所减少,但结核在内因性葡萄膜炎中仍占重要位置。

(一)病因和发病机制

结核分枝杆菌不仅直接侵犯葡萄膜组织,并可由于机体对结核分枝杆菌的超敏反应而发生肉芽肿性炎症。其发病决定于宿主对细菌的抵抗力和免疫力与过敏之间的平衡,即疾病程度与细菌量、毒力、过敏程度成正比,而与机体的抵抗力成反比。

(二)临床表现

1.结核性虹膜睫状体炎

有各种类型表现。

(1)粟粒型结核:慢性粟粒型结核常发生于菌力弱、免疫力强的患者。发病缓慢,虹膜有1～3 mm结节,为圆形灰黄色;急性粟粒型结核是由菌血症引起,常伴有严重全身症状,刺激症状强,预后不佳。

(2)团球型结核:病变进展缓慢,最初在虹膜或睫状体有灰黄色结节,逐渐增大相融合而形成较大的肉芽肿性病变。有时有浆液性纤维素性渗出、出血和干酪样前房积脓。前房角受累时,可引起继发性青光眼。

(3)弥漫性过敏性虹膜睫状体炎:较为多见,急性者好发于青年人,发病快,有羊脂样角膜后沉着物和虹膜Koeppe结节,易形成虹膜后粘连,也可表现为非肉芽肿性虹膜睫状体炎;慢性炎症多发生于中年人,有较多大小不等的羊脂样角膜后沉着物,进展缓慢,预后不佳。

2.结核性脉络膜炎

(1)急性粟粒型结核:多发生于急性粟粒型结核患者,更多见于结核性脑膜炎患者,为双眼发病。眼底可见圆形、大小不等的黄白色斑,1/6～1/2 PD,边界不清,多位于后极部。颅压高者可发生视盘水肿。

(2)慢性粟粒型结核:患者多为青壮年。眼底表现为播散性脉络膜结核结节。新鲜病灶为圆形或椭圆形黄白色或黄色渗出斑,为 1/3～1/2 PD,同时也可见边界较清楚、有色素沉着的萎缩斑。

(3)团球状结核:为大的坏死性肉芽肿性病变,其附近有渗出和出血,并可发生视网膜脱离。最后形成大片脉络膜视网膜萎缩斑;严重者引起全眼球炎或穿破巩膜而成眼球萎缩。

(4)弥漫性过敏性葡萄膜炎:为非特异性炎症,青年患者多为急性成形性炎症;老年人多为慢性复发性炎症。眼底有黄白色病灶,视网膜血管伴白线,玻璃体混浊,常伴发虹膜睫状体炎。

(三)诊断与鉴别诊断

1.诊断

(1)详细询问结核病史和结核接触史。

(2)临床表现:前、后节有肉芽肿性病变。

(3)检查结核病灶:胸部 X 线透视、结核菌素试验、血沉等。

(4)诊断性治疗:对可疑患者进行抗结核治疗 2 周,病情改进者,结核性的可能性大。

2.鉴别诊断

(1)前节结核性炎症:应除外结节病、梅毒等其他肉芽肿性葡萄膜炎。

(2)脉络膜团球结核应与肿瘤鉴别,前者反应强,有出血和渗出。

(四)治疗

1.局部治疗

滴用链霉素(0.5%)或利福平(0.1%)。结膜下注射前者 50 mg,后者 1～5 mg。其他同一般葡萄膜炎。

2.全身治疗

抗结核药物主要有以下几种。

(1)异烟肼:每片 100 mg,每天 3 次,或每早 300 mg 顿服。并服维生素 B_6,每天 25 mg。异烟肼主要不良反应有末梢神经炎,严重者影响肝、肾功能。

(2)乙胺丁醇:每片 0.25 g,开始时 25 mg/kg,分 2～3 次服。8 周后减为每天 15 mg/kg。主要不良反应有视神经炎,严重者影响肝、肾功能。

(3)链霉素:每天 0.75～1.0 g,分 2 次肌内注射或每周给药 2 次或 3 次。主要不良反应是听神经损害。

（4）对氨基水杨酸钠：配合异烟肼、链霉素以增强疗效。每片0.5 g，每次 2～3 g，每天 3 次。有胃肠道和过敏不良反应。

眼治疗方案：为避免耐药性，一般需要 2 种或 3 种药物联合使用。如果确诊为感染性葡萄膜炎，如粟粒型或团球型结核，则应采用异烟肼＋链霉素＋对氨基水杨酸钠（或乙胺丁醇或利福平），病情好转后可联合用两种药物；过敏性者，用异烟肼和/或利福平治疗；对可疑性结核者，可单独使用异烟肼。对感染性者，应持续用药至少 1 年以防止细菌再反复。对炎症反应特别强者，在强抗结核治疗下，可考虑应用皮质激素以防止眼组织严重被破坏。一般每早 7～8 时用 40～60 mg。仅用于抢救将要丧失视力者。而且也要考虑全身情况。应慎用。

三、麻风性葡萄膜炎

麻风是嗜酸性麻风分枝杆菌感染的慢性病。可侵犯神经和皮肤，引起广泛的临床表现。主要有 3 型，即瘤型、结核型和中间型。瘤型者多侵犯眼部。据统计，20%～50%的患者有眼病，除眼睑、角膜病外，还可引起葡萄膜炎。

（一）病因和发病机制

1.感染因素

感染因素是由于麻风分枝杆菌血行扩散，直接侵袭眼组织或支配眼及其附属器的神经。

2.免疫因素

由于机体对麻风分枝杆菌的超敏反应，引起各类型改变。细胞免疫功能低下者容易引起瘤型麻风，眼病多见于此型。

（二）临床表现

1.瘤型虹膜睫状体炎

瘤型虹膜睫状体炎为最多见的类型，多发生于疾病的晚期，双眼缓慢发病。有白色细小角膜后沉着物，也可见羊脂状角膜后沉着物。典型表现是虹膜有珍珠样白色麻风珠，这种散在发亮的细小白色小结节，多为感染病灶，开始仅为少量，最后散布在全虹膜表面；也可融合形成较大的麻风瘤，其中含有白细胞和活的麻风分枝杆菌。数月后结节消失或遗留小萎缩斑；麻风瘤也可发生在虹膜组织深层，表现为细密的奶油黄色病变，逐渐变大可突出于虹膜表面，也可进入前房。愈后遗留局限性虹膜萎缩斑。严重者炎症蔓延到全葡萄膜，最后眼球萎缩。

2.急性弥漫性成形性虹膜睫状体炎

此型少见,与一般非特异性虹膜睫状体炎相似,可能是对病原体的迟发型免疫反应。

3.孤立的麻风瘤

较少见。可能是麻风瘤的扩展。往往由睫状体开始,出现在前房角,常伴有角膜实质炎,逐渐蔓延到虹膜、脉络膜和巩膜,最后眼球被破坏。

4.周边部麻风性脉络膜炎

单眼或双眼发病,表现为孤立的蜡样高反光性病变,很像瘢痕样改变,周围伴有色素;并伴有视网膜血管炎。

5.播散性脉络膜炎

更少见,为非特异性渗出性炎症,有较大病灶,见于麻风晚期。

(三)诊断与鉴别诊断

(1)根据全身临床表现和皮肤活体组织检查进行诊断。

(2)鉴别诊断:粟粒型结核和梅毒性病变。

(四)治疗

1.局部治疗

同结核性虹膜睫状体炎。

2.全身治疗

主要针对病因。全身药物有氨苯砜、苯丙砜及利福平等。最常用者为氨苯砜,第一周12.5 mg/d,每天2次,渐增至50 mg/d,每天2次。本药毒性较大,有蓄积作用,应连服6天停1天,连续3个月停2周为1个疗程。此外还可用利福平每天600 mg分服。眼病要根据情况用药。如果全身病已治愈,虹膜没有麻风结节,轻的虹膜睫状体炎也可只用一般的治疗方法。

四、梅毒性葡萄膜炎

梅毒性葡萄膜炎现在国内极为少见,但目前仍应给予重视。

(一)病因和发病机制

1.获得性梅毒

获得性梅毒是由梅毒螺旋体经性接触传染的。螺旋体自皮肤、黏膜侵入人体,局部繁殖发病,经血液向全身播散引起各器官疾病。眼部主要侵犯角膜、葡萄膜和视神经。

2.先天性梅毒

先天性梅毒是由孕妇感染梅毒,通过脐带或血流侵及胎儿或分娩时由产道感染。葡萄膜炎是由梅毒病原体直接感染或由免疫因素引起。

(二)临床表现

梅毒的全身表现后天和先天各期不同。获得性梅毒的一期为感染后 2~4 周出现下疳,多发生于其生殖器先有丘疹,后形成硬结;二期为感染后 7~10 周,全身淋巴结肿大,由于菌血症而引起皮肤、黏膜、眼、鼻等损害。先天性梅毒可引起早产,出生后 3 周才出现皮肤、黏膜改变,以及淋巴结和肝、脾大。晚期梅毒多在5~8 岁出现眼、牙、骨骼、皮肤、神经症状。

1.获得性梅毒性葡萄膜炎

(1)虹膜蔷薇疹:是眼梅毒的最早表现,发生于二期梅毒早期,是虹膜表面血管袢充血,出现快,持续数天消失。并有复发性蔷薇疹,常伴有渗出和虹膜后粘连。

(2)梅毒性虹膜睫状体炎:有各种类型。①梅毒二期虹膜睫状体炎:为急性,有皮疹。②梅毒三期虹膜睫状体炎:发生于下疳后 10 余年,易再发,预后不佳。③Jarish-Herxheimer 反应:发生于抗梅毒治疗注射后24~48 小时,为急性炎症,是由于治疗中大量螺旋体死亡,产生内毒素所致。④复发性虹膜睫状体炎:是由于治疗不当,在停止治疗 4~6 个月后发生,常伴有黏膜、皮肤反应。严重者可引起失明。

(3)梅毒性脉络膜视网膜炎:有各种类型。弥漫性者发生于感染后早期,眼底广泛发灰,经治疗可消失或遗留斑点状浅层萎缩,播散性者最为多见。发生于晚二期梅毒,玻璃体混浊,灰黄色病灶数个或多个;陈旧病变有色素增生,有时形成骨小体样色素性病变,如同视网膜色素变性样改变。

(4)梅毒瘤:梅毒结节性浸润相融合形成肉芽肿性肿块。一种是丘疹,为多发病变,位于虹膜,呈黄色,数天或数周消失;另一种为梅毒树胶肿,为棕黄色,发生于三期梅毒,最后坏死,发生严重的虹膜睫状体炎。

2.先天性梅毒性葡萄膜炎

(1)急性虹膜睫状体炎:发生于胎内或出生后半年以内,为急性纤维素性炎症,常发生虹膜后粘连等各种严重并发症。

(2)脉络膜视网膜炎:较多见,常发生于出生前,全眼底色素紊乱,呈椒盐样改变,常伴有视神经萎缩。

(三)诊断与鉴别诊断

1.诊断

根据临床表现、冶游史和父母双方病史;病灶、房水、玻璃体取材检查螺旋体;血清学检查有助诊断。

2.鉴别诊断

(1)其他原因虹膜睫状体炎:如风湿性炎症。

(2)其他肉芽肿性炎症:如结核、结节病等。

(3)眼底色素性改变:应与视网膜色素变性等区别。

(四)治疗

1.局部治疗

同一般葡萄膜炎。

2.全身抗梅毒治疗

一般用青霉素每天静脉滴注 1 200～2 400 万 U,至少 10 天,以后改用苄星青霉素 240 万 U,每周 1 次肌内注射,连续 3 周。先天性梅毒肌内注射苄星青霉素 5 万 U/kg,每天 1 次,或青霉素 G 每天2.5 万 U/kg,连续 10 天。

五、钩端螺旋体病性葡萄膜炎

钩端螺旋体病是一种流行性急性传染病。我国南方较为多见,可引起葡萄膜炎。

(一)病因和发病机制

病原体为一种黄疸出血性钩端螺旋体。葡萄膜炎的发病可能是由于血行病原体的感染,也可能是对病原体的超敏反应或由于毒素作用引起。

(二)临床表现

1.全身表现

主要症状为发热、肌肉疼痛,严重者有出血倾向,黄疸,肝、肾衰竭;轻者仅表现为感冒症状,诊断困难。

2.眼部表现

眼部发病在全身急性症状出现的末期,更多见于全身症状消退后数周,多为双眼,前、后节发病,有不同类型。

(1)轻度虹膜睫状体炎:此型多见。发病急,有轻度睫状充血、细小角膜后沉着物和前房浮游物,虹膜轻度充血及轻度后粘连,治疗效果良好。

（2）重度全葡萄膜炎：有急、慢两种类型：急性者，有大量细小角膜后沉着物，前房大量纤维素性渗出，并可出现前房积脓、玻璃体混浊，视盘模糊不清，黄斑部水肿，周边视网膜血管旁有渗出。慢性者起病缓慢，有羊脂状角膜后沉着物、致密的虹膜后粘连和膜状玻璃体混浊，眼底看不清，发生脉络膜视网膜炎，黄斑部水肿，视网膜有渗出和出血，周边血管伴白线，常迁延不愈。

（3）后部葡萄膜炎：前节正常，后玻璃体混浊，视网膜水肿，有圆形不规则灰白色或灰黄色局限性渗出，视盘水肿。一般1～3个月恢复。

（三）诊断与鉴别诊断

1.诊断

注意全身病史。血清试验有补体结合试验和凝集试验，阳性率可持续数月至数年。并可从血、尿分离出病原体。

2.鉴别诊断

血清检查与莱姆病和梅毒进行鉴别。

（四）治疗

早期用大量青霉素治疗，病情严重者，在抗病原体治疗后可考虑加用皮质激素治疗，以免眼组织遭受严重破坏。

六、莱姆病性葡萄膜炎

本病是一种由蜱为媒介的螺旋体传染的多系统疾病。常侵犯皮肤、关节、神经、心脏及眼组织，也可引起葡萄膜炎。

（一）病因和发病机制

本病是由蜱传染，蜱寄生于各种动物，如鼠类、鸟类、家禽、猫、犬、牛、马、鹿等。螺旋体在蜱的中肠发育，人被蜱咬后可患病。1982 年 Burgdorferi 证明一种疏螺旋体是本病的病原体，称为伯氏疏螺旋体。

（二）临床表现

1.全身表现

全身表现分为 3 期。

（1）一期（感染期）：早期有感冒症状。被蜱咬的皮肤形成红斑，逐渐变大，形成中心色浅、边缘略隆起的环形红斑，可达 3～15 cm，称为游走性红斑，可持续3～4 周。

（2）二期（扩散期）：发生于感染症状后数天至数周，甚至数月，表示病原体扩散到全身。早期的游走性红斑消失又出现较小的慢性游走性红斑。可发生脑膜炎、末梢神经炎、脑神经麻痹,最多见者是面神经麻痹,也可出现心律不齐、心悸、心动过速或心动过缓,以及心包炎、心肌炎等。

(3)三期(晚期):发生于感染后数月至数年。主要改变是关节炎,是以膝关节为主的大关节炎,也可发现慢性或复发性单关节炎或小关节炎。其次皮肤表现为慢性萎缩性肢皮炎。在四肢出现弥漫性红色浸润,最后吸收,遗留皮肤和皮下组织萎缩,皮肤变薄如纸,呈紫色萎缩斑。三期仍有神经、精神疾病,如多发性硬化样改变、脑脊髓炎、癫痫,以及记忆力减退、痴呆等症状。

2.眼部表现

各期表现不同。

(1)一期:滤泡性或出血性结膜炎最多见。

(2)二期:主要是葡萄膜炎,有各种类型。

虹膜睫状体炎:为急性或肉芽肿性炎症。Winward(1980)报道6例眼莱姆病,其中5例为双眼肉芽肿性虹膜睫状体炎,有羊脂样角膜后沉着物和虹膜结节。

非典型中间葡萄膜炎:玻璃体有雪球样混浊,并有1例平坦部有雪堤样渗出,但有虹膜后粘连与典型中间葡萄膜炎的不同。

弥漫性脉络膜视网膜炎:有的病例伴有视网膜脱离,激素治疗无效,BB抗体高,经用头孢菌素治疗,抗体下降,视网膜脱离消失;眼底可发生视网膜血管炎、视网膜出血。眼内炎严重者可发展为全眼球炎,也可发生视神经炎、视盘炎、视神经视网膜炎、视神经萎缩及缺血性视盘病变等。

(3)三期:主要发生双眼基质性角膜炎,为多发病灶位于实质层不同水平,各混浊区边缘不整齐;有细小角膜后沉着物,但前房炎症不明显。也可发生角膜实质层水肿和新生血管。角膜改变可能是机体对病原体的一种迟发型变态反应。也可发生巩膜炎。

(三)诊断与鉴别诊断

1.诊断

根据流行病史和临床表现,如蜱咬、皮肤红斑等;做BB抗体的检测;全面检查除外其他原因的葡萄膜炎;试验性抗生素治疗等。

2.鉴别诊断

(1)非肉芽肿性虹膜睫状体炎:特别是伴有关节炎者,应根据化验检查区别。

(2)肉芽肿性葡萄膜炎:如结核、结节病及中间葡萄膜炎应当给予鉴别。

(3)表现为弥漫性脉络膜视网膜炎者应当与伏格特-小柳综合征区别。前者对皮质激素治疗无效,后者有效。伏格特-小柳综合征早期眼底出现散在的小的视网膜脱离斑。

(四)治疗

有全身病或葡萄膜炎者,应用大量青霉素静脉滴注 1 000 万 U,每天 2 次。最好用第三代头孢菌素,如头孢曲松或头孢噻肟等,每次 1.0 g,每天 2 次静脉滴注,2 周为 1 个疗程。全身不要用激素,前节炎症可局部滴眼并加用抗生素。

七、疱疹病毒性葡萄膜炎

多种病毒可引起葡萄膜炎,以疱疹病毒性葡萄膜炎为多见,主要有两类。

(一)单纯疱疹病毒性葡萄膜炎

1.病因和发病机制

本病多由 1 型单纯疱疹病毒引起,多表现为虹膜睫状体炎,是病毒对虹膜和睫状体的直接感染,可从患者房水内分离出病毒,但有些病例未发现病毒,可能是机体对病毒的超敏反应。

2.临床表现

有各种类型,角膜与虹膜同时受累者多见。

(1)疱疹性角膜-虹膜睫状体炎:轻重不同。轻者为一过性炎症反应,多发生于树枝状角膜炎,前房有少许浮游物,易被忽视。炎症随角膜病的好转而消失。重者多发生于慢性疱疹性角膜溃疡或盘状角膜炎。角膜后沉着物多位于盘状角膜病变的后壁。容易引起虹膜后粘连和继发性青光眼。炎症持续时间较长,愈后易复发。

(2)疱疹性虹膜睫状体炎:可能是由于葡萄膜本身的病毒感染。常表现为出血性虹膜睫状体炎,伴有轻微角膜病变或仅有后弹力膜炎,也有虹膜炎先于角膜炎者。发病急,眼剧痛,房水闪光阳性和前房积血;往往有羊脂样角膜后沉着物和虹膜结节,易形成虹膜后粘连。常发生虹膜实质萎缩,遗留白斑。

(3)疱疹性视网膜脉络膜炎:较少见,多发生于新生儿,是由 2 型疱疹病毒引起。患儿母亲患有疱疹性子宫颈炎,出生时经产道感染,开始有皮肤改变,很快经血行播散,引起脉络膜视网膜水肿和黄白色小病灶,多位于后极部,愈后病变消失或遗留少许萎缩瘢痕。

(二)带状疱疹病毒性葡萄膜炎

1.病因和发病机制

本病为水痘-带状疱疹病毒侵犯三叉神经眼支所致,是由病毒直接感染,并有免疫因素,由于免疫复合物沉着于虹膜血管壁,引起闭塞性血管炎,使组织缺血,形成局限性虹膜萎缩。本病多发生于免疫功能低下者,如年老体弱及获得性免疫缺陷综合征患者。

2.临床表现

眼带状疱疹常伴有角膜炎,表现为点状上皮性角膜炎或小水泡融合形成伪树枝状角膜炎。当伴发角膜炎时,常有一过性虹膜炎。

(1)弥漫性渗出性虹膜睫状体炎:发病隐匿,易发生虹膜后粘连。偶有前房积脓或有血液,可发生顽固性青光眼,愈后遗留虹膜萎缩斑。

(2)局限性炎症虹膜出现疱疹,往往伴有前房积血,多有色素性大角膜后沉着物,眼剧痛,数月始愈,遗留虹膜萎缩性白斑。

(3)脉络膜视网膜炎很少见,表现为多发性脉络膜炎,可伴有视网膜血管炎、血管周围炎,并可发生视神经炎、视神经萎缩及视网膜脱离。本病可见于白血病、化学治疗和获得性免疫缺陷综合征患者。

3.诊断与鉴别诊断

根据病史和临床表现进行诊断。

鉴别诊断:伴有糖尿病的虹膜睫状体炎也常伴有前房积血。其他原因的虹膜睫状体炎无角膜病变。

4.治疗

(1)一般按疱疹性角膜炎和葡萄膜炎治疗。

(2)如果合并深层角膜炎,可用低浓度的皮质激素滴眼液滴眼,同时用抗病毒药物治疗。

(3)病情严重者可口服阿昔洛韦 $200\sim400$ mg,每天 5 次,其主要不良反应是影响肾功能。

八、急性视网膜坏死综合征

本病是浦山 1971 年首先报道的。为严重葡萄膜炎伴有视网膜血管炎和视网膜坏死,最后视网膜脱离。

(一)病因和发病机制

本病与疱疹病毒感染有关,开始发现眼内有疱疹病毒脱氧核糖核酸(DNA)

或疱疹病毒颗粒,现已由眼组织培养出 1 型疱疹病毒或水痘-带状疱疹病毒,继而由于发生免疫复合物性病变引起视网膜血管炎而使病情恶化,导致一系列临床改变。

(二)临床表现

1.急性期(早期)

(1)前节炎症:突然发病,视力减退,先出现前节炎症,中等睫状充血,多为细小角膜后沉着物,少数病例有羊脂样角膜后沉着物,前房有大量浮游物,瞳孔缘有时出现灰白色结节。

(2)后节炎症:玻璃体有较多尘埃样混浊。眼底首先出现视网膜血管炎,动脉变细伴白鞘,严重者仅见动脉主干,小分支闭塞消失,特别是周边部,或动脉壁散在黄白色浸润点,呈节段状;视网膜静脉扩张。继而眼底周边部出现散在的灰白色或白色混浊,很快融合成大片灰白色渗出。这种灰白色病变有时先出现在中周部。1～2 周浓厚混浊从周边部呈伪足样向后极进展,严重者全周边部受侵犯,在视网膜炎的高峰期有时可出现暂时性渗出性视网膜脱离。本病可发生视盘炎或后极部有边界较清楚的视神经视网膜炎呈弓形与中心旁神经纤维束走行一致。由于视神经病变或动脉栓塞,视力可突然下降。

2.缓解期

发病 20～30 天自觉症状好转,前节炎症减轻,视网膜血管浸润逐渐消退,往往遗留变细的动脉;视网膜灰白色病变逐渐吸收,神盘色变浅。但玻璃体混浊加重。

3.晚期

发病 1.5～3 个月眼底周边部视网膜萎缩变薄,在其边缘部常发生多发裂孔,视网膜突然脱离,甚至全脱离,视力完全丧失。

(三)诊断与鉴别诊断

1.诊断

发病急,周边部大片灰白色渗出;动脉壁有黄白色浸润,动脉变细、闭塞,玻璃体高度混浊,晚期视网膜脱离。还应注意疱疹病毒感染史。也可查房水的单纯疱疹病毒抗体。

2.鉴别诊断

(1)贝赫切特综合征:可发生闭塞性视网膜血管炎,但不易发生视网膜脱离,并有特殊全身改变。

（2）局限性中间葡萄膜炎：周边部可发生灰白色大片雪堤状渗出，但无高度玻璃体混浊。

（四）治疗

1.药物治疗

（1）抗病毒治疗：主要用阿昔洛韦每天静脉注射 7.5～10 mg/kg，每天 3 次，或每天每 8 小时 5～10 mg/kg 静脉滴注，持续给药 1～2 周，活动病变控制后改为口服，200～400 mg/d，每天 5 次，持续用药 4～6 周。球旁注射阿糖胞苷（0.2%），每次 0.3～0.5 mL，并可肌内注射聚肌胞，隔天 1 次。

（2）抗凝治疗：肠溶阿司匹林 40 mg 或 125 mg，每天 1～2 次。

（3）皮质激素：早用无益，最好在抗病毒治疗后、视网膜炎开始消退时，给予眼周围注射或每早口服泼尼松 30～40 mg，以减轻玻璃体炎症反应。

2.手术治疗

（1）激光治疗：为预防视网膜脱离，最好在坏死炎症开始吸收玻璃体混浊有所减轻时，从后极部到坏死区做 360°光凝。

（2）玻璃体切割术：严重玻璃体混浊、视网膜玻璃体有牵引者应考虑此手术。又有人提出，在视网膜光凝或玻璃体切除的同时，向眼内注入阿昔洛韦 10～40 μg/mL。

（3）视网膜脱离手术：对已发生视网膜脱离者，一般做巩膜环扎术或同时做玻璃体切割，有人强调用玻璃体切除和气体交换术＋光凝，不做巩膜缩短术也较有效。

九、弓形虫病性葡萄膜炎

（一）病因和发病机制

弓形虫病是由弓形原虫感染所致。弓形虫病是一种人畜共患的寄生虫病，猫科动物是重要的终宿主和传染源，传染径路是从动物到人，经口、呼吸道和皮肤或通过胎盘患病。我国人群血清检查阳性率为 4%～30%，多为隐性感染。眼及神经组织易受侵犯。为视网膜脉络膜炎多见的病因。国外发病率高，占肉芽肿性葡萄膜炎的 16%～27%。我国也有典型病例报道。成年人弓形虫病性葡萄膜炎多是先天感染、生后发病。发病年龄为 11～40 岁。再发有多种机制，如寄生在视网膜内的原虫包囊破裂增殖；对包囊内容物或组织破坏物的蛋白过敏，或带病原体的细胞进入附近眼组织等。

(二)临床表现

1.先天性弓形虫病

先天性弓形虫病是由胎内感染,如果发生在妊娠早期,胎儿容易死亡或流产;发生在妊娠晚期,可发生全身性疾病,如新生儿黄疸,肝、脾大,肺炎及贫血等。更常侵犯中枢神经系统出现各种神经症,如脑水肿、脑钙化等。80%~90%的病例伴有眼部病变,也可能只有眼底病变,或出生后眼底正常,数年后发生改变。

眼底表现为局限性肉芽肿性坏死性视网膜脉络膜炎。多位于黄斑区或视盘附近,或沿大血管分布,病灶大小不同,为1~5 PD,活动病灶呈青白色或灰黄色,伴有视网膜水肿和出血。再发病灶常在陈旧病灶附近,形成所谓卫星状病灶。玻璃体有点状灰白色混浊,病灶附近更致密。常有视网膜血管炎或节段性视网膜动脉周围炎和虹膜睫状体炎,反应严重者可发生羊脂样角膜后沉着物、虹膜后粘连。但只有虹膜炎没有后节病变者,不宜诊为弓形虫病性葡萄膜炎。

2.后天性弓形虫病

后天感染是由于摄取猫粪内的卵囊或含有寄生虫未煮熟的肉。在免疫功能良好时,往往不出现症状。严重者出现发热、淋巴结肿大、肌痛、头痛等。后天者很少侵犯神经和眼。但近年来,因广泛使用免疫抑制剂及获得性免疫缺陷综合征患者增加,此种眼病也在增加,也表现为局限性视网膜脉络膜炎。

(三)诊断与鉴别诊断

1.诊断

根据眼底病变的特点和血清学检查,如间接免疫荧光抗体试验、染色试验、血凝试验及皮肤试验等进行诊断。

2.鉴别诊断

(1)脉络膜结核瘤:黄白色大片病灶,但结核菌素试验为阳性,弓形虫血清检查为阴性。

(2)巨细胞病毒感染:易发生于免疫功能低下者,特别是获得性免疫缺陷综合征患者,眼底表现为黄白色局限性视网膜坏死,附近视网膜血管有白鞘,陈旧病变有色素增生。根据补体结合试验和患者的体液、尿液检查等与弓形虫病区别。

(四)治疗

主要是抗弓形虫治疗,如果中心视力明显受累,可用乙胺嘧啶,开始每天

75 mg,2 天后改为每天 25 mg,共用 4 周。每周查白细胞和血小板,如果两者下降,则服叶酸 5 mg,每天 3 次,或每周肌内注射叶酸 2 次,每次 1 mL。也可口服乙酰螺旋霉素 300 mg,每天 4 次,6 周为 1 个疗程。炎症反应强烈时,在抗弓形虫治疗 2 周后可加用泼尼松 60 mg,每天晨 1 次,1 周后改为隔天晨 60 mg,根据病情减量。

第四节　非感染性葡萄膜炎

此类葡萄膜炎没有显示感染因素,但多有免疫异常表现,有些常伴有全身性疾病。

一、Fuchs 虹膜异色性虹膜睫状体炎

Fuchs 虹膜异色性虹膜睫状体炎临床上并不少见。占葡萄膜炎的 3％～11％。Fuchs(1906)首先提出本病的特点是虹膜异色、白色角膜后沉着物和并发性白内障。

(一)病因和发病机制

原因不明。近年来根据免疫学和组织病理学的研究,多认为本病是一种免疫性炎症反应,病理表现为单核细胞浸润,其中浆细胞较多,并发现患者血清和前房水内有免疫复合物,表明在虹膜血管壁上有免疫复合物沉着,可能因此引起虹膜实质小血管血栓、闭塞而发生新生血管,荧光虹膜血管造影也可证实。

(二)临床表现

本病多发生于青壮年,男多于女,多单眼发病。无自觉症状,病程缓慢,很多患者在出现白内障、视力减退时才发现有病,表现如下。

(1)睫状充血很轻或无。角膜后沉着物为灰白色中等大小、圆形、无色素,边界清楚,不融合,多遍布全角膜后壁,有时有角膜水肿。

(2)轻度前房内光影和浮游物,前房角是开放的,但组织结构不清,常有放射状和环形细小血管,这可能是发生青光眼的原因。当前房穿刺时,常引起穿刺部位的对侧有细条状出血流向前房,形成小的前房积血,数小时内吸收,称为Amsler 征,是本病的特点。这是由于穿刺时前房压力突变使对侧脆弱的小血管

受压而破裂。

（3）患眼虹膜色浅，是由于虹膜实质萎缩，色素减少；虹膜后面色素斑状消失，呈蛀状或筛样改变，虹膜萎缩，表面可见细小血管。瞳孔缘色素层缺损或完全消失，不发生虹膜后粘连。瞳孔可变大或形状不规则，对光反应迟钝，这是由于瞳括约肌萎缩所致。

（4）本病90%的患者发生并发性白内障，是由后囊下开始混浊，发展迅速，很快成熟，手术摘除不困难，但有时发生并发症，如新生血管性青光眼、虹膜前粘连等。前玻璃体有少量尘埃状混浊。

（5）20%～50%的患者发生开角型青光眼，治疗困难。是由于小梁硬化、小梁内腔闭锁及房角纤维血管膜形成所致。青光眼常是间歇性或亚急性，以后变为慢性。青光眼有时发生于白内障手术后。这可能是由于排水管已不正常，再加上手术影响而加剧。药物治疗无效时，可考虑滤过手术治疗。

（三）诊断与鉴别诊断

1.诊断

主要根据临床表现进行诊断。

2.鉴别诊断

（1）慢性虹膜睫状体炎：有弥漫性虹膜萎缩，但角膜后沉着物有色素，易发生虹膜后粘连。

（2）单纯性虹膜异色症：为虹膜发育异常的遗传性改变，无炎症表现。

（3）继发性虹膜异色症：是由于其他眼病，如虹膜炎症引起的虹膜萎缩，血管新生；弥漫性虹膜肿瘤等所引起的一眼虹膜组织变色。

（4）神经性虹膜异色症：这是由于交感神经疾病所引起的虹膜色素脱失，动物试验证明颈上交感神经节切除可引起虹膜异色，但无炎症表现。

（四）治疗

无特殊疗法，皮质激素治疗不能改变疾病过程。重要的是及时发现青光眼并及时治疗；白内障成熟后行手术摘除，预后良好。也可以做人工晶状体植入手术。

二、晶状体诱发性葡萄膜炎

本病多发生于白内障囊外摘除或晶状体损伤以后，并常见于过熟期白内障。此类疾病以往分为3类，即晶状体过敏性眼内炎、晶状体性葡萄膜炎和晶状体溶解性青光眼。实际晶状体性葡萄膜炎是晶状体过敏性眼内炎的轻型，三者总称为晶状体诱发性葡萄膜炎。

(一)病因和发病机制

晶状体有可溶性蛋白和非可溶性蛋白，前者占总蛋白的 90％，可溶性蛋白主要有 α、β、γ，α 抗原性最强，是诱发本病的重要抗原。正常人对房水内少量晶状体蛋白有耐受性，当大量晶状体蛋白进入房水内，耐受性被破坏，T 细胞对 B 细胞的抑制作用减少，而使 B 细胞产生的抗晶状体蛋白抗体增加。大量抗体与晶状体蛋白抗原结合，在补体参与下形成免疫复合物，往往沉着于葡萄膜血管而引起 Arthus 炎症反应。现已证明试验性晶状体诱发性眼内炎与人晶状体过敏性眼内炎相似，并证明试验性晶状体眼内炎可以血清被动转移；荧光免疫吸附法证明受损伤的晶状体内有免疫球蛋白 A 和补体 C_3，并且用眼镜蛇毒因子减少补体 C_3 可防止发生试验性晶状体性葡萄膜炎，更进一步证明本病是免疫复合物型自身免疫性疾病。本病炎症轻重不同，有不同的组织病理改变，主要有 3 种类型。

1.晶状体过敏性眼内炎

当疾病晚期在晶状体附近形成肉芽肿，表现为 4 种炎症反应环围绕晶状体皮质：最靠近晶状体皮质有一肉芽肿性反应带，含有大单核细胞，有类上皮细胞、多核巨细胞和巨细胞；在此环的外边是一纤维血管带；再其次是浆细胞环；最外层是淋巴细胞围绕。其附近的虹膜和睫状体表现为非肉芽肿性炎症。

2.巨噬细胞反应

此型最为多见，可发生于所有晶状体损伤的病例。其特点是巨噬细胞集聚在晶状体囊皮破溃部位，常见有异物型的巨细胞。虹膜和睫状体前部有淋巴细胞、浆细胞和巨噬细胞轻度浸润。

3.肉芽肿性晶状体性葡萄膜炎

在葡萄膜组织内有肉芽肿性炎症。

晶状体溶解性青光眼是由晶状体皮质溶解所引起的继发性开角型青光眼，常伴发于晶状体过敏性眼内炎，多见于过熟性白内障。晶状体皮质漏入前房引起巨噬细胞反应，吞噬渗漏到前房的晶状体皮质或 Morgagnian 液体而变膨胀，这些细胞加上晶状体碎屑阻塞小梁网而引起眼压升高。

(二)临床表现

1.晶状体过敏性眼内炎

此型是免疫复合物 Arthus 引起的炎症反应，临床症状明显，眼痛、视力高度减退,甚至光感不确定。眼睑、结膜、角膜水肿,羊脂样角膜后沉着物,前房水混浊,可有前房积脓,广泛虹膜后粘连,往往发生青光眼,如不及时手术摘除晶状体,最终导致眼球萎缩。

2.晶状体性葡萄膜炎

发生于外伤或晶状体囊外摘除2小时至2周;可发生于各种类型白内障,此型最为多见,多表现为轻度非肉芽肿性虹膜睫状体炎。有3型:①自发性晶状体性虹膜睫状体炎,本病无明显发病原因,无外伤史,但发病前都有晶状体混浊,包括并发性白内障。炎症为慢性,轻度充血或不充血,细小角膜后沉着物,前房闪光弱阳性,白内障摘除后炎症消失。②白内障摘除术后晶状体性虹膜睫状体炎,一般在术后2~3天出现角膜后沉着物,数量不多,随着残留晶状体皮质的吸收,炎症逐渐消失。③外伤性晶状体虹膜睫状体炎,多为轻度炎症。

3.晶状体溶解性青光眼

常发生于过熟期白内障或行过针拨术的手术眼。多为急性发作,眼压突然升高。明显睫状充血,角膜水肿,房水闪光阳性,轻度炎症反应,房角开放,有时前房有雪花状小白点漂浮,角膜后壁、前房角、虹膜及晶状体表面有小白点或者有彩色反光小点。这是含有蛋白颗粒的吞噬细胞。瞳孔轻度或中等开大,虹膜无后粘连,对光反应迟钝。

(三)诊断与鉴别诊断

1.诊断

主要根据病史和临床表现进行诊断。在前房穿刺时,可见房水内嗜酸性粒细胞计数增多,占炎症细胞的30%以上。晶状体溶解性青光眼的房水内含有吞噬晶状体皮质的巨噬细胞。关于晶状体蛋白的皮试意义不大,正常人也可呈阳性。

2.鉴别诊断

(1)伤后晶状体性葡萄膜炎的鉴别诊断。①交感性眼炎:当外伤眼的对侧眼有白内障发生晶状体性葡萄膜炎时,需与交感性眼炎区别,后者为全葡萄膜炎,当非外伤眼发炎时,外伤眼也明显发炎,如果对侧眼是晶状体性葡萄膜炎,外伤眼无炎症表现。②术后或伤后感染:发病急,刺激症状突然加重,前房炎症反应明显。

(2)晶状体溶解性青光眼的鉴别诊断:①急性闭角型青光眼,虽有白内障,但有色素性角膜后沉着物,前房浅,房角关闭,瞳孔开大。②白内障肿胀期青光眼,前房浅,无炎症。

(四)治疗

为预防晶状体诱发性葡萄膜炎,成熟的白内障应及时摘除,以免后患;提高手术技术,尽力不遗留晶状体皮质。一旦确认为本病,尽早摘除白内障或残留皮质;如果晶状体已大部分摘除,可保守对症治疗。按一般葡萄膜炎治疗,并用皮质激素。溶解性青光眼在控制眼压后立刻做晶状体摘除,即使光感不确定,也应进行手术治疗。

三、交感性眼炎

交感性眼炎是眼球穿通伤后引起的双眼弥漫性非坏死性肉芽肿性葡萄膜炎。受伤眼称刺激眼,未受伤眼称交感眼。病情严重且未及时进行有效的治疗,会导致双眼失明。

(一)病因和发病机制

本病多发生于眼球穿通伤和内眼手术后,外伤多于内眼手术,手术中以白内障手术更为多见,特别是伤口愈合不良或伤口有组织嵌顿及眼内有异物者更易发生。另外,角膜溃疡穿孔、化学烧伤及眼内坏死性肿瘤都可发生交感性眼炎。外伤和交感性眼炎发生的时间间隔最短者为9天,最长者为60年。65%发生在受伤后2个月以内,90%发生在1年以内,最危险的时间是受伤后4~8周。早期摘除失明的外伤眼可防止健眼发病。

发病机制不明。现认为其发病与免疫因素有关。病毒在激惹免疫方面可能起佐剂作用。眼球穿通伤提供眼内抗原到达局部淋巴结(结膜)的机会,使眼内组织抗原能接触淋巴系统而引起自身免疫反应。试验证明交感性眼炎患者对眼组织抗原特别是S抗原的细胞免疫反应为阳性。近年来特别强调色素细胞抗原的重要性。并发现本病患者人类白细胞抗原(HLA)-A11阳性率高;有HLA-A11者比无HLA-A11者外伤后发生交感性眼炎的危险性更大。并发现HLA-DR阳性率也高于正常组。

组织病理表现为双眼全葡萄膜组织浸润。开始以色素细胞为中心、淋巴细胞为主的细胞浸润,首先发生在静脉壁,以后出现以类上皮细胞、巨细胞、浆细胞为中心,周围为淋巴细胞的结节形成非坏死性慢性肉芽肿性病变,并可在视网膜色素上皮和玻璃膜之间形成类上皮细胞和淋巴细胞团,呈局限性结节状小突起,称为Dalen-Fuchs结节。晚期色素细胞脱失形成晚霞样眼底。

(二)临床表现

1.刺激眼的临床表现

眼球穿通伤后未能迅速恢复正常,而持续有慢性炎症并有刺激症状,逐渐加重,出现羊脂状角膜后沉着物、房水混浊、虹膜发暗有结节,这时详细检查健眼,往往有炎症表现。

2.交感眼的临床表现

最初自觉症状轻,往往先出现调节近点延长,晶状体后间隙出现炎症反应。炎症明显时才有轻度睫状充血、细小角膜后沉着物和房水混浊。随着病情的进展,出现成形性虹膜睫状体炎。炎症症状加重,虹膜变厚、色暗、纹理不清,可见羊脂状角膜后沉着物和虹膜结节,虹膜后粘连,病情发展可发生各种严重并发症。有时病变先由后部开始,眼底周边部有黄白点,如同玻璃疣样改变,相当于Dalen-Fuchs结节的病变,并有色素紊乱或先出现视盘充血、水肿及视神经炎。有时视网膜下水肿,尤其黄斑部,严重者可引起视网膜脱离,炎症向前发展,可发生严重的虹膜睫状体炎。

少数病例发生全身症状,如白发、白眉、白癜风,以及脑膜刺激症状和听力障碍。

(三)诊断与鉴别诊断

1.诊断

(1)临床诊断:有眼球穿通伤或内眼手术史及双眼炎症反应。

(2)病理诊断:把完全失明眼球摘除不仅可预防交感性眼炎的发生,还可做病理组织学检查,进一步确诊。

2.鉴别诊断

(1)交感性刺激:为一眼有外伤,另一眼有刺激症状,如畏光、流泪、眼睑痉挛等。排除原发刺激,交感刺激即消失。

(2)晶状体性葡萄膜炎:双眼白内障,一眼手术后另一眼发生炎症反应,其鉴别是手术眼无炎症。

(3)与伏格特-小柳综合征临床症状相似,但无眼外伤史。

(四)治疗

1.外伤眼处理

眼外伤后应积极治疗,使其早日治愈。如视力已完全丧失,应早期摘除。如已发生交感性眼炎,对无视力的刺激眼也应摘除。如尚有恢复视力的可能,应积极抢救双眼。

2.交感性眼炎的治疗

按一般葡萄膜炎治疗和应用广谱抗生素。全身应用大量激素,每早口服泼尼松 60~100 mg,根据病情逐渐减药改为隔天给药法。炎症消退后,应继续用维持量数月。激素治疗无效或不能继续应用者,可用免疫抑制剂,如环磷酰胺或苯丁酸氮芥等。近年来有人报道应用环孢素 A 效果较好。

四、中间葡萄膜炎

中间葡萄膜炎主要侵犯睫状体的平坦部和眼底周边,常伴有视网膜血管炎,可引起各种并发症,严重影响视力,为比较常见的慢性葡萄膜炎。在我国占特殊类型葡萄膜炎的第三位。

(一)病因和发病机制

原因不明。可能与免疫因素有关。如本病患者对链球菌和常见的病毒有超敏反应;本病可伴发于多发性硬化患者,抗神经节苷脂抗体增加,并发现本病患者 60% 以上循环免疫复合物增加,其程度与疾病活动一致。因此,认为睫状体与肾小球一样容易发生免疫复合物相关疾病。

炎症主要在睫状体和血管周围,表现为视网膜静脉炎、静脉周围炎和玻璃体底部有纤维胶质增生。视网膜静脉、毛细血管和小动脉功能不良也可解释本病常发生视网膜水肿和视盘水肿。

(二)临床表现

多为双眼,不分性别,好发于青壮年。早期症状轻,多主诉眼前有黑点,有时眼球酸痛,视力疲劳。视力减退是因为玻璃体混浊、黄斑水肿及并发性白内障。

1.眼部表现

(1)眼前部改变:一般球结膜不充血,无角膜后沉着物或有少量中、小角膜后沉着物,也可有羊脂状角膜后沉着物,仅有少许浮游物,闪光弱阳性,但晶状体后间隙闪光和浮游物明显。前房角有胶样灰色、灰黄色渗出,有时前节正常,也可见这种改变,因此,容易发生虹膜前粘连。虹膜一般没有改变,但常有并发性白内障。

(2)眼底改变:视网膜周边部有两种渗出:一种为弥漫型,较多见,早期锯齿缘附近有小渗出,以后可见于平坦部和眼底周边部,这种软性小渗出瘢痕化,以后形成有色素的小病灶。另一种为局限性病灶,为大片渗出,多在眼底下方形成雪堤状,常有新生血管,并伴有周边部视网膜血管炎和静脉周围炎,静脉迂曲扩张,或变细,或伴白线;严重者病变由周边部向后极部扩展,引起进行性血管闭锁,并常有黄斑部和视盘水肿,玻璃体明显混浊,活动期呈尘埃状;晚期形成索条状或膜状,在玻璃体前周边部明显,呈雪球状者多位于下方周边部的视网膜前。

2.临床类型

(1)根据炎症表现分为弥漫性和局限性,前者为最多见,预后良好。

(2)根据炎症程度分为3种。①轻型:无角膜后沉着物,轻度或无房水闪光和细胞,晶状体后间隙和前玻璃体有少许浮游物。②中度型:往往无角膜后沉着物,房水闪光阳性,有少许浮游细胞,晶状体后间隙和前玻璃体有明显浮游物,眼底后极部中等程度水肿,平坦部下方有渗出物。③严重型:有少量或中度灰白色角膜后沉着物,或少量羊脂状角膜后沉着物,轻度或中等程度房水闪光和浮游物,周边部血管改变,并可有局限性雪堤状渗出。

(3)根据临床最后过程有5种改变。①良性型:预后良好,数月后周边部渗出消失,仅遗留少许小萎缩斑或少许虹膜前粘连。②继发性脉络膜和/或视网膜脱离型:由于渗出引起周边部脉络膜脱离或伴有视网膜脱离,皮质激素治疗有效,炎症消退则视网膜复位。③睫状膜形成型:为恶性进行性病变。在锯齿缘有大量灰黄色渗出,数月后在渗出膜内有来自睫状体的新生血管,逐渐进展,侵入晶状体赤道部及其后部形成睫状膜,牵引视网膜脱离或引起晶状体虹膜隔前移,使房角关闭而引起继发性青光眼。④视网膜血管进行性闭锁型:视网膜血管炎由周边部开始向视盘进展,静脉周围鞘非常致密以致看不见血柱。晚期小动脉闭塞,出现视神经萎缩,视力逐渐丧失。⑤慢性迁延型:周边部病灶此起彼伏,长期不愈,玻璃体形成大量机化膜,最后引起严重并发症,高度影响视力,甚至失明。

(三)诊断与鉴别诊断

1.诊断

患者常主诉眼前有黑点,前节炎症轻,但晶状体后间隙和前玻璃体混浊明显。三面镜检查可见周边部和平坦部病变。

2.鉴别诊断

(1)虹膜睫状体炎:自觉症状和前部炎症明显。

(2)急性视网膜坏死综合征:周边部也可有大片渗出,但发病急,玻璃体混浊明显。

(3)结节病:也可表现为慢性中间葡萄膜炎伴有视网膜血管炎,但有全身特殊改变。

（4）贝赫切特综合征：早期表现为周边部视网膜血管炎和玻璃体混浊，但常有特殊的黏膜、皮肤改变。

(四)治疗

大部分病例是良性过程，不需要特殊治疗。病情稍重或黄斑水肿者可每周或隔周球旁注射泼尼松；少数严重病例可隔天口服泼尼松，但不宜长期应用，对皮质激素治疗无效者，可考虑用免疫抑制剂，也可进行光凝或冷凝疗法。

五、伴有关节炎的葡萄膜炎

多年来都认为虹膜睫状体炎与风湿病性关节炎和结缔组织病有关。目前已明确二者不是因果关系，而是同一性质疾病与免疫有关。发生葡萄膜炎的关节炎主要有以下几种。

(一)临床表现

1.强直性脊柱炎

强直性脊柱炎是慢性进行性关节炎。主要侵犯骶髂关节和脊柱。25％的患者可发生虹膜睫状体炎，男性多于女性，青壮年发病。关节炎多发生于眼病以前。有家族史，伴有虹膜睫状体炎的强直性脊柱炎患者中 90％HLA-B$_{27}$ 为阳性，HLD-DR4 阳性率也较高。

临床上 50％的患者无症状。主要症状有腰背疼痛，特别是早晨起床后腰背有强直感，重者腰椎前后运动受限，常引起脊柱变形。眼部常表现为复发性非肉芽肿性虹膜睫状体炎。严重者有纤维素性渗出和前房积脓。虽然 3～6 周炎症消退，但反复发作可引起虹膜后粘连、继发性青光眼和并发性白内障等。

2.青年类风湿关节炎

青年类风湿关节炎是儿童慢性进行性疾病，多发生于 16 岁以下，最多见于 2～4 岁，一般病程为 5～6 年，20％～40％的患儿抗核抗体是阳性。近年来发现本病患者 HLA-DR5 阳性高。

全身表现有 3 型。

（1）急性毒性型：20％的患者在发病前有高热，并伴有淋巴结和肝、脾大。发病时轻微关节痛。此型很少发生虹膜睫状体炎。

（2）多关节型：全身所见不多，多关节受累，以膝关节多见，腕关节和踝关节次之。此型 7％～14％可发生虹膜睫状体炎。

（3）单关节或少关节型：常累及膝关节，其次是髋关节和足跟部。此型 78％～91％发生虹膜睫状体炎，女孩比男孩多 4 倍。眼病主要有两型：一种为慢性非肉芽肿性虹膜睫状体炎,多见于女孩,伴有少关节型关节炎。刺激症状轻,眼不红不痛,常发生角膜带状混浊和并发性白内障。由于视力减退,才发现有眼病。另一种是急性非肉芽肿性虹膜睫状体炎,多见于男孩,伴多关节型葡萄膜炎,某些患者 HLA-B$_{27}$ 阳性。

3.赖特综合征

本病包括非特异性尿道炎、多发性关节炎和急性结膜炎,并可发生虹膜睫状体炎。HLA-B$_{27}$ 阳性率也高。一般先出现尿道炎,然后出现关节炎和眼病。尿道炎为黏液性或黏液脓性无菌性脓尿和血尿。关节炎多侵犯大关节。结膜炎有黏液脓性分泌物,结膜充血,乳头增生,可持续 2～6 周。8%～40% 可发生虹膜睫状体炎,为双眼非肉芽肿性炎症,严重者有大量纤维素性渗出和前房积脓。

4.类风湿关节炎

类风湿关节炎为最多见的慢性病。在患者血液和滑膜液内可发现抗免疫球蛋白 G 和抗免疫球蛋白 M 抗体,称为类风湿因子,本病患者常伴有细胞免疫缺陷。本病女性发病高于男性,很少发生于儿童。全身症状有发热、体重减少等。多关节受累,多是对称性。首先侵犯末梢关节,特别是指骨小关节,最后骨关节变形。常引起风湿性心脏病。本病可侵犯结膜、角膜、巩膜、房水排出管。葡萄膜炎比巩膜炎少见,多表现为非肉芽肿性虹膜睫状体炎。

5.银屑病关节炎

银屑病关节炎是慢性复发性皮肤病,在病变部位表现为带有银灰色鳞屑的丘疹性病变。本病可伴有关节炎和虹膜睫状体炎。在银屑病患者中很少有虹膜睫状体炎,但伴有关节炎的银屑病患者可发生虹膜睫状体炎,表现为轻度或严重的急性炎症,并常伴有角膜缘内的周边角膜浸润和结膜炎。

6.炎症性肠道性疾病

炎症性肠道性疾病包括溃疡性结肠炎和克罗恩病,两者都可发生关节炎和葡萄膜炎,往往伴有 HLA-B$_{27}$ 阳性。都有胃肠道症状。

(1)溃疡性结肠炎:为非特异性反复发作性肠炎,女性多于男性,20% 以上患者有关节炎,为游走性单关节炎,也可发生骶髂关节炎和强直性脊柱炎。起病急、发热,每天排脓血便 10 余次。0.5%～12% 发生双侧非肉芽肿性虹膜睫状体炎,反复发作,伴有骶髂关节炎者更易发生虹膜睫状体炎;伴有肠道症状和关节炎者多为慢性过程,反复发作。

(2)克罗恩病:本病是多灶性非干酪化的肉芽肿性慢性复发性肠炎。急性发作者颇似急性阑尾炎的腹痛;慢性者有腹痛、腹泻,逐渐出现肠梗塞症状。也可发生关节炎,多为强直性脊柱炎。大约 5% 有各种眼病,结膜炎、虹膜睫状体炎最为多见。多为非肉芽肿性虹膜睫状体炎,有急性和慢性过程。肠道疾病发作时虹膜睫状体炎加重,也可发生脉络膜炎、视神经视网膜炎和视网膜血管炎。

(二)诊断与鉴别诊断

根据临床表现进行诊断,如不同关节炎的表现、皮肤和肠道症状,并结合化验检查,如血沉、抗核抗体、C 反应蛋白和 X 线检查,特别注意膝关节、骶髂关节和四肢关节。因为关节炎往往先于葡萄膜炎,为了早期发现眼病,对关节炎患者,特别是青少年类风湿关节炎应追踪观察,多发性关节炎应半年进行 1 次眼部检查;少关节炎患者发生葡萄膜炎的危险性更大,应 3 个月检查 1 次,并应随诊 7 年以上。

(三)治疗

按虹膜睫状体炎治疗,充分活动瞳孔,防止虹膜后粘连。儿童不宜长期用阿托品,以防睫状肌麻痹而引起弱视。儿童慎用或不用阿司匹林,以防引起不良反应。一般可服用布洛芬并可请有关科室会诊协助治疗。

六、伏格特-小柳综合征

本病为双眼弥漫性渗出性葡萄膜炎,伴有毛发、皮肤改变和脑膜刺激症状。最初是 Vogt(1905)和 Koyanagi(小柳,1914)先后报道的,以前节炎症为主,称 Vogt-Koyanagi(VK)病。以后 Harada(原田,1929)报道类似的眼病,是以后节炎症为主,往往发生视网膜脱离,称为 Harada 病。二者总称为伏格特-小柳综合征。

(一)病因和发病机制

本病原因不明。临床上常急性发病,多伴有流行性感冒样症状,可能与病毒感染有关,但病毒培养为阴性。现认为本病是自身免疫性疾病,患者对眼组织抗原有细胞免疫和体液免疫反应,并发现患者血液内存在抗 S 抗原抗体和抗神经节苷脂抗体。近年来强调色素细胞的重要性,它既是抗原,又是靶细胞。又发现本病患者 HLA-B_{w54}、HLA-DR_1、HLA-DR_2 比正常组高。因此,本病发病机制有各种因素,一方面,可能先有致病因子(病毒)作用于易感患者,引起非特异性前驱期症状;另一方面,致病因子引起色素细胞抗原性改变,而发生自身免疫反应,出现全身性色素细胞受损害的各种表现。本病主要病变在葡萄膜和视网膜色素上皮,伴有色素细胞的破坏。病理为慢性弥漫性肉芽肿性炎症。最后脉络膜纤维化,大、中血管层血管数减少,视网膜色素上皮色素广泛脱失,形成晚霞样眼底改变。

(二)临床表现

本病好发于青壮年,以 20~40 岁为多,男女无差别,多双眼发病。临床分为 3 期。

1.前驱期

突然发病,多有感冒症状:头痛、头晕、耳鸣。严重者有脑膜刺激症状,脑脊液淋巴细胞和蛋白增加,因而易误诊为颅内疾病。头痛是本期的主要症状(58%~95%),也是早期诊断的指标。

2.眼病期

前驱症状后 3~5 天出现眼部症状,几乎双眼同时急性发病,视力高度减退。

(1)Vogt-Koyanagi(VK)病:以渗出性肉芽肿性虹膜睫状体炎为主,也伴有弥漫性脉络膜视网膜炎。前节炎症迅速发展,有大量渗出遮盖瞳孔区和虹膜后粘连,眼底看不清,视力高度减退,未及时治疗可引起各种并发症,如瞳孔锁闭、膜闭和继发性青光眼。

(2)Harada 病:双眼视力突然减退,前节炎症轻,但眼底改变明显,起病时视盘充血,其周围和黄斑部明显水肿,易误诊为视神经炎或中心性浆液性视网膜病变,逐渐导致全眼底水肿、发灰,并表现为多灶性病变,相互融合形成局限性视网膜脱离,进而引起视网膜下方大片脱离。

3.恢复期

眼部炎症逐渐消退,前节炎症易遗留虹膜后粘连;视网膜下液吸收,视网膜复位。眼底色素脱失,形成晚霞样眼底,并有散在大小不等的色素斑和色素脱失斑,视盘周围往往有灰白色萎缩晕。

本病轻重程度不等,轻者为一过性炎症,虽有视网膜脱离,但无明显晚霞样眼底,称为顿挫型;严重者半年以上炎症持续存在,称为迁延型,往往是由于治疗不当,例如皮质激素治疗开始晚或量不足,或中途停药以致长期不愈,表现为肉芽肿性炎症,反复发作,可发生严重并发症,甚至失明。脱发、白发和白癜风多发生在眼病开始后数周到数月,一般 5~6 个月恢复。

(三)诊断与鉴别诊断

1.诊断

初期自觉症状有头痛、头晕、耳鸣,临床上表现为双眼弥漫性葡萄膜炎,前节发展为肉芽肿性炎症;后部视盘、黄斑部水肿、多发性视网膜脱离斑,以及晚期晚霞样眼底,并伴有毛发、皮肤等改变,常可根据上述症状作出诊断。

2.鉴别诊断

(1)视神经炎或中心性浆液性视网膜脉络膜病变:晶状体后间隙检查可早期发现葡萄膜炎。

(2)急性后极部多发性鳞状色素上皮病变:在后极部也有斑状病变,但早期荧光眼底血管造影两者有明显不同;而且伏格特-小柳综合征很快就出现葡萄膜炎的体征。

(四)治疗

本病自从应用皮质激素治疗以来,视力预后有很大改进。除局部应用以外,应早期全身给药,用量要足,早期用大量皮质激素时要快速减药,以后缓慢减药,1个月内避免急剧减药,最后用维持量要长,不少于3个月。长期用药时应当用中效的泼尼松,一般每天80～100 mg,每早7～8时1次顿服。根据病情减药后要改为隔天服药。在减药过程中如有复发,可局部用药。病情严重者或皮质激素治疗开始的晚,用药时间要长,甚至需用药1年以上,其他治疗同一般葡萄膜炎。

七、贝赫切特综合征

本病为慢性多系统损害的疾病,Behcet(1937)首先提出本病的四大特点,即复发性口腔溃疡、外阴部溃疡、皮肤改变和葡萄膜炎。葡萄膜炎反复发作可导致多数患者失明。

(一)病因和发病机制

原因不明。中东和日本多发,在我国占特殊性葡萄膜炎的第四位。因患者有多种自身抗体,推想可能是一种自身免疫性疾病。主要病理改变是闭塞性血管炎,现已证明是由免疫复合物 Arthus 炎症反应所致。其他如纤维蛋白溶解系统功能低下、高凝状态、中性粒细胞的功能异常、活性氧亢进、中毒因素及遗传因素都可能与之有关。

(二)临床表现

1.全身表现

常有早期前驱症状,如低热、食欲不振、反复咽喉炎等。逐渐出现以下改变。

(1)口腔溃疡:为最多见,常侵犯口唇、齿龈、舌和颊部黏膜。初起发红,轻度隆起,1～2天形成灰白色溃疡,2～12 mm,7～10天消失,不遗留瘢痕。

(2)外阴部溃疡:男性比女性多发。

(3)皮肤改变:常见者有结节性红斑、皮疹、毛囊炎,以及皮肤针刺反应。

(4)血管炎:大、中、小血管都被侵犯,特别是静脉、浅层血栓性静脉炎最为多见。

(5)关节炎:为多发性关节炎,多侵犯下肢。

(6)消化道症状:严重者胃黏膜溃疡。

(7)神经精神症状:可出现中枢神经和脑膜刺激症状,有时有记忆力减退和性格改变等。

2.眼部表现

本病70%～80%发生葡萄膜炎,男性多于女性,20～40岁发病较多。双眼反复发作,平均间隔1～2个月,短者1周,长者2年,病程较长,可达10～20年,多致失明。眼病有3种类型。

(1)虹膜睫状体炎:仅有前节炎症,多次反复,表现为急性渗出性虹膜睫状体炎,有较多细小角膜后沉着物,往往出现前房积脓,其特点是出现的快,消失也快。反复发作并发生各种并发症。

(2)玻璃体炎型:是以玻璃体混浊为主的反复性炎症。此型以睫状体炎为主,并可见视网膜静脉扩张,视网膜水肿,但无出血和渗出。

(3)眼底病型:为严重类型,大多数病例前、后节都有炎症和玻璃体混浊。病变过程如下。

早期改变:是以视网膜血管炎为主,静脉扩张,在其附近往往有毛刷样出血;动脉变细,有的血管闭塞成白线;小静脉、毛细血管的通透性增强而引起后极部视网膜弥漫性水肿混浊。甚至仅有轻度前节炎症伴视网膜血管炎。

晚期改变:可发生视网膜血管分支阻塞,视网膜有大片出血和渗出,甚至发生新生血管伸向玻璃体而引起玻璃体积血。小动脉闭塞性血管炎引起缺血性病变,导致视网膜浅层坏死,呈灰白色的视网膜栓塞。疾病反复发作,视网膜脉络膜变性发生持续性水肿混浊;黄斑部水肿囊样变性常发生板层裂孔。由于血管周围继发性纤维增生,也可引起视网膜脱离。神盘充血,边界不清,当视网膜血液供给进行性丧失,视网膜神经纤维层萎缩可导致视盘萎缩,色变浅;或者视盘血管闭塞,由于缺血而发生急剧性视力丧失,最后发生视神经萎缩。

(三)诊断与鉴别诊断

1.诊断

根据主要和次要改变分为两型。主要改变为反复性口腔溃疡、外阴部溃疡、皮肤病和葡萄膜炎。次要改变有关节炎、胃肠道疾病、附睾炎、血管炎及神经系统疾病。在疾病过程中4种主要改变都出现称为完全型；不完全型是指疾病过程中有3个主要改变或典型眼部改变，如前房积脓或典型视网膜血管炎，再加1种主要改变，如反复性口腔溃疡。不能诊断为不完全型者称为可疑型。皮肤针刺反应很有诊断价值。

2.鉴别诊断

(1)伴有视网膜血管炎的葡萄膜炎：如结节病性葡萄膜炎，多为视网膜静脉周围炎，有其特殊的全身改变，但无黏膜和皮肤改变。又如多发性出血性视网膜血管炎，表现为轻度虹膜睫状体炎，双眼发病为多发性视网膜血管炎，视网膜毛细血管无灌注，有玻璃体炎，原因不明，皮质激素治疗有效。

(2)伴有前房积脓性虹膜睫状体炎：如强直性脊柱炎、赖特综合征虽有关节炎和前房积脓，但后节正常，也无黏膜和皮肤改变。

(四)治疗

同一般葡萄膜炎，注意散瞳。前节炎症可局部滴眼或结膜下注射皮质激素；后节炎症在发作时可球旁注射，以缓解急性炎症。本病不宜全身应用皮质激素。主要用免疫抑制剂，如苯丁酸氮芥或环磷酰胺。一般先用秋水仙碱，每次0.5 mg，每天2次，不良反应少。如果无效，首选苯丁酸氮芥，这是治疗本病最有效、毒性最小的免疫抑制剂，每天0.1～0.2 mg/kg，根据病情逐渐减量至每天2 mg，用药约1年。严重病例各种药物治疗无效者，可口服环孢霉素A每天3～5 mg/kg，分2次服用，因对肝、肾不良反应大，应慎用。以上药物都有不良反应，用药前要说明可能发生的不良反应并取得患者或家属同意，而且无全身禁忌证者方可用药。治疗过程中应每周检查白细胞和血小板。用环孢霉素A要检查肝、肾功能及血清蛋白电泳。其他药物有血管扩张药、抗凝剂、吲哚美辛，以及维生素C、维生素E等。中药以清热解毒、凉血祛瘀为主。

第五节　睫状体脉络膜脱离

除巩膜突、后极部和涡静脉外,葡萄膜和巩膜疏松相连,因此两者容易分离。睫状体和前部脉络膜的静脉较为丰富,而且粗大,只有一层内皮细胞,液体容易渗漏,因此容易发生睫状体脉络膜脱离。

脱离形态有 3 种,即环形、分叶状和扁平形。早期的脱离用三面镜检查才能发现,在锯齿缘附近有一个模糊的水肿带与角膜缘呈同心性排列的波状皱纹区域。脱离明显时表面无皱纹,呈暗褐色或灰棕色隆起。根据脱离的范围,其形态各有不同。脉络膜前部和睫状体带的脱离呈几个局限性隆起或呈环形围绕周边部;如果波及后极部,则呈一个或几个半球形,在两个球形隆起之间,由于涡静脉附着于巩膜,呈一深谷,形成所谓分叶状脱离。脉络膜脱离多见于眼球的颞侧和鼻侧;严重者仅保留后极中心部。偶尔发生平脱离,表面有波纹,无论何种脱离,当它吸收时往往出现视网膜皱褶。如果在 8～14 天内脱离消失,眼底不发生其他改变;如果脱离时间长,则在病变区出现颗粒状和条状色素紊乱。

患者多无自觉症状,有时出现视野和屈光改变,当脱离波及黄斑时即发生视力障碍。本病应当与视网膜脱离和脉络膜肿瘤鉴别,与前者区别较易,脉络膜脱离色暗,表面光滑,视网膜血管正常,而视网膜脱离呈波浪状起伏;但与脉络膜黑色素瘤的区别则比较困难,要参考病史、巩膜透照、超声、计算机体层显像(CT)等检查。

一、特发性脉络膜脱离

本病是 von Graefe(1858)首先报道的,Schepens(1963)明确了本病特点是伴有非孔源性视网膜脱离,视网膜下液体随体位移动呈泡状隆起,称为葡萄膜渗漏。

(一)病因和发病机制

本病原因不明,关于其发病机制有多种学说,主要认为巩膜先天异常增厚。近年来发现巩膜增厚主要是氨基多糖异常沉着,它具有高度吸水性,致使巩膜膨胀,压迫涡静脉,导致脉络膜循环障碍,引起葡萄膜水肿渗漏。因此认为本病可能是眼部黏多糖贮积症的一种。真正小眼球巩膜异常增厚也易患本病。

(二)临床表现

患者多为中年男性,双眼先后发病,其间隔有数月或数年。疾病呈隐匿性进行性发展,出现进行性视力减退。常因上巩膜静脉压高而有上巩膜血管扩张。前节无明显炎症,偶有轻微房水闪光,玻璃体有轻度细胞浸润。临床分为4期。

1.睫状体脉络膜脱离期

睫状体肿胀,引起调节障碍,视力疲劳,又因晶状体屈光度增加而出现近视症状。脉络膜脱离多位于赤道部和睫状突之间,有时呈分叶状,多数为典型环形脱离,呈棕色隆起。

2.视网膜脱离期

周边部脉络膜长期脱离使脱离部位的玻璃膜和色素上皮受损,通透性增强,液体逐渐渗到视网膜下而引起脱离,为非孔源性脱离,自下方开始向后进展;视网膜下液体多而清亮,使脱离的视网膜菲薄而透明,表面光滑无波纹,当患者改变体位时,视网膜脱离的部位也随之移动,但始终位于低位处;坐位时脱离在下方,严重者前方可达晶状体后囊,后方遮盖视盘,甚至视网膜全脱离。有时发生视盘水肿。

3.视网膜脱离恢复期

病程数月至数年,有自然吸收倾向,视网膜自行复位。有时视网膜下液体长期潴留而浓缩形成白点状沉着物,可出现视网膜色素紊乱,呈椒盐样眼底。

4.晚期

如果病变反复发作,晚期发生视网膜变性,血管变细,脉络膜萎缩,视力丧失或因继发性青光眼而失明。

(三)诊断与鉴别诊断

1.诊断

可根据临床表现、荧光眼底血管造影及超声检查进行诊断,不仅可了解周边部葡萄膜和视网膜脱离情况,还可证实有无眼球壁增厚;并可测量眼球前后径,确定有无眼球轴短的真性小眼球;脑脊液检查可发现患者脑脊液蛋白升高。

2.鉴别诊断

(1)大泡状视网膜脱离:为多发性后极部浆液性视网膜色素上皮脱离,伴无孔性视网膜脱离。其前驱期常有反复性中心性浆液性视网膜脉络膜病变。突然发病,后极部出现1/2~1 PD的圆形黄白色色素上皮脱离,以后发生无孔性视网膜脱离。很像葡萄膜渗漏。但后者无渗出斑,并常伴有周边部的脉络膜脱离,荧光造影及中心性浆液性脉络膜视网膜病变史的有无可以区别。

（2）后巩膜炎：有的病例也可发生环状睫状体脉络膜脱离及渗出性视网膜脱离，视网膜下液体也随体位移动。但后巩膜炎患者多有眼痛、眼球运动痛，眼红；重者有复视、眼球运动障碍，甚至眼球突出。本病患者多有类风湿关节炎，也可有前巩膜炎。

（3）Harada 病：严重者伴有视网膜脱离，脱离部位不随体位改变而移动，而且前、后节有明显炎症。皮质激素治疗有效。

（4）孔源性视网膜脱离合并脉络膜脱离：这是由于低眼压引起的睫状体脉络膜脱离，常伴有葡萄膜炎、眼痛、睫状充血，眼压极低。另外根据超声检查要除外脉络膜黑色素瘤。

（四）治疗

本病对皮质激素、激光治疗及一般视网膜脱离手术治疗多无效，少数缓解但易复发。Gass（1983）制作巩膜人工导出孔而使视网膜脱离复位。因而提出巩膜切除和巩膜切开手术可获得良好效果。手术方法各有不同。一般局部麻醉，首先找出涡静脉，在四个象限，以赤道部前缘为中心或在角膜缘后 7～12 mm 处做 5 mm×7 mm 或 5 mm×5 mm 1/2～1/3 厚度的巩膜板层切除，在切除床中心做 2 mm 切开或做丁字型切开。Ward（1988）仅做较大的 8 mm×10 mm 的巩膜板层切除，不做巩膜切开也可取得同样效果。术前首先明确诊断，无外伤、手术或低眼压。如果患者视力良好，黄斑区无脱离，可继续观察，如果视力进行性下降，确定为本病则可考虑此种巩膜板层切除术。

二、手术后睫状体脉络膜脱离

睫状体脉络膜脱离多见于内眼手术，如白内障、青光眼、视网膜脱离和角膜移植术后。多于术后当时或者术后 1～4 天发生。术后数周发生者极少。脱离的原因是由于眼球切开后，眼压下降、血管扩张，液体漏出到脉络膜睫状体上腔；或因手术时前房角受损，使房水进入睫状体和脉络膜上腔。青光眼滤过手术后更易发生。这是由于术后滤过太强，长期低眼压所致。临床表现为术后前房变浅或消失、低眼压及脉络膜脱离。如果患者术眼前房浅或消失、眼压高，应注意术后恶性青光眼的发生。

本眼病一般无须特殊治疗，包扎卧床可自愈。术后低眼压、前房浅者，则应检查手术切口，如有漏水现象，应及早修复；如伤口完好，则应充分散瞳，应用皮质激素、高渗药物和乙酰唑胺等。经上述处理脱离仍不复位并有前房消失时，可考虑平坦部位做巩膜切开、放液,前房内注入空气,使前房形成,促使脱离的葡萄膜复位。

三、继发性脉络膜脱离

(一)炎症性渗出性脉络膜脱离

1.后巩膜炎

常见的症状有眼痛、视力减退、眼充血,常伴有前巩膜炎。眼底在巩膜肿胀区可见境界清楚的脉络膜隆起。

2.葡萄膜炎

中间葡萄膜炎、交感性眼炎和伏格特-小柳综合征的严重病例,由于炎症渗出,可引起视网膜或脉络膜脱离。

(二)外伤性

眼球挫伤、直接或间接的头部或眼眶外伤,使葡萄膜血管急性充血而引起液体渗漏;外伤后的持续性低眼压也会引起脉络膜脱离。

(三)伴有孔源性视网膜脱离的睫状体脉络膜脱离

本病原因可能是玻璃体经视网膜裂孔到视网膜下,刺激脉络膜使其血管扩张、通透性增强,以致睫状体脉络膜水肿,造成房水产生减少、眼压下降,而使脉络膜上腔有液体潴留,从而发生睫状体脉络膜脱离。临床表现为突然发病,眼痛、睫状充血、房水闪光强阳性且有浮游细胞,但角膜后沉着物可见。按葡萄膜炎治疗消炎,早期手术封闭视网膜裂孔。一般可做巩膜板层或巩膜外垫压术。如果脉络膜脱离较高,可先放出脉络膜上腔液体,再行电凝术。

(四)全身血管性疾病

如肾小球肾炎、高血压、结节性动脉炎,以及影响眼静脉回流、涡静脉回流受阻者可引起脉络膜脱离。应针对病因治疗。

第六节　葡萄膜囊肿和肿瘤

一、外伤植入性虹膜囊肿

(一)病因和发病机制

虹膜囊肿并不少见。按病因可分为先天性、特发性、炎症渗出性和外伤性等。其中以外伤植入性虹膜囊肿最为常见。多由于眼球穿通伤或内眼手术引起,结膜或角膜上皮组织由于睫毛或手术器械通过眼球伤口带入眼内;也可因外伤或手术创口对合不良或有组织嵌顿致使上皮组织沿创口直接卡入眼内,不断增生而形成虹膜囊肿,临床上有两种类型。

(二)临床表现

1.珍珠样囊肿

珍珠样囊肿为孤立的灰白色或淡黄色圆形或椭圆形、有光泽的肿瘤样小体。外观颇似珍珠而得名。此类常伴有睫毛,位于虹膜基质的周边部或前房角。其囊壁由复层上皮或立方上皮所组成,中心部细胞逐渐变性软化形成空腔,最后形成囊肿。

2.浆液囊肿

浆液囊肿较多见,在外伤后数月或数年发生,囊壁菲薄透明,囊腔较大,含有淡黄色液体,常发生在虹膜实质的周边部,其前壁向前膨隆时常与角膜后壁相贴;如果囊腔向后方隆起,则由瞳孔区可见到虹膜后方有黑色隆起块,易误诊为黑色素瘤。囊肿开始时,患者无自觉症状。有时囊肿变性产生刺激性物质,可引起虹膜睫状体炎。当囊肿增大占据前房或堵塞房角时,可引起不可控制的青光眼。

(三)诊断与鉴别诊断

根据临床表现,有眼球穿通伤口可以确诊,必要时应进行超声检查。应与其他原因的虹膜囊肿及葡萄膜的占位病变,如黑色素瘤相鉴别。

(四)预防与治疗

1.预防

应注意以下几点:①手术时结膜瓣的大小要适宜,避免结膜瓣的边缘正对角巩膜切口。②缝线结扎不要过紧,避免组织夹在线套内,从而发生组织坏死液化,以致使缝线的周围形成间隙,使上皮易经此而进入。③眼球切口应在角膜缘处,以防止角膜上皮内生。④防止伤口延期愈合,促使前房早期形成。

2.治疗

主要有以下方法:①手术治疗,应早日做彻底的切除,根据囊肿的不同位置和大小在角膜缘做一较大切口,做包括囊肿在内的较大面积的虹膜切除。②激光治疗,色素多的囊肿可用氩激光,对透明度大的浆液性者用 Nd:YAG 激光。如果再发,可以重复激光治疗,亦可先做囊肿穿刺,抽出囊内液体后光凝囊壁。

二、脉络膜血管瘤

虹膜和睫状体的血管瘤非常罕见,肿瘤局部血管丰富,经常引起反复性前房积血和青光眼。在葡萄膜血管瘤中脉络膜血管瘤较为多见。

(一)病因和发病机制

脉络膜血管瘤为先天性血管发育畸形,伴有颅内血管瘤或颜面血管瘤者称为 Sturge-Weber 综合征,脉络膜血管瘤患者 50%伴有眼睑或颜面血管瘤。本病常发生于青年人,但多在成年以后才被发现。如不及时治疗,可导致完全失明。

(二)临床表现

血管瘤有孤立型与弥漫型,两者表现有所不同。

1.孤立型

本型多不伴有皮肤和颜面血管瘤。多见于中年人,病变多位于眼底后极部,多靠近视盘或黄斑部,肿物为 1.5～6 PD,隆起高度为＋1.0～＋5.0 D,为一杏黄色或橘红色圆形或近似球形隆起。表面可有色素沉着,经常伴有视网膜脱离,视网膜可有水肿、渗出及出血等改变,可能是由于肿瘤影响脉络膜血运,视网膜外层组织缺氧所致。

2.弥漫型

常伴有皮肤颜面血管瘤。早期由于血管瘤小且深在,不易与其周围眼底色调区别,往往被忽视。详细检查可发现眼底后极部有广泛弥漫扁平、边界不清楚呈番茄色的病变,有时可见迂曲扩张的脉络膜血管和视网膜血管扩张。血管瘤发展较慢,逐渐出现视网膜变性萎缩,视网膜广泛脱离,并可发生并发性白内障和继发性青光眼而致失明。导致青光眼的原因有多方面:如脉络膜血管淤血,导致眼内容积增加;脉络膜血管瘤的血管壁菲薄,通透性增加而使眼内液体增加,使眼内液体循环失去平衡;另外,房角的中胚叶组织的残留或异常血管的存在,以及上巩膜静脉压升高都可导致眼压升高,这种青光眼治疗困难。

(三)诊断与鉴别诊断

1.诊断

合并颜面血管瘤者脉络膜血管瘤发现率高,要仔细检查眼底;不合并颜面血管瘤者或肿瘤小者诊断困难,需要超声和荧光眼底血管造影检查。超声检查中,A 超表现为起始高波,内反射波高;B 超显示卵圆形或盘状肿块,前界清楚,内反射有均匀波。荧光眼底造影在动脉前期或动脉早期即显荧光。典型病例可见到血管形态。由于肿瘤多为海绵状血管瘤,荧光素的含量很多,早期呈多湖状形态,继而因渗漏而出现强荧光区,其范围与肿瘤大小基本一致。由于荧光,可以看出肿瘤的准确范围,可供治疗参考,并可观察肿瘤治疗的效果。

2.鉴别诊断

某些脉络膜血管瘤由于视网膜色素上皮增生或继发性视网膜变性及局限性视网膜脱离,表现为灰蓝色或灰绿色,易误诊为脉络膜恶性黑色素瘤。但血管瘤表现隆起度不明显,边界不清,色淡无色素,巩膜透照有红光反射。恶性黑色素瘤隆起明显,边界清楚,病变区色暗有色素,巩膜透照不透光。荧光眼底血管造影可显示血管瘤荧光充盈快,持续时间长,常呈海绵状或窦状造影。恶性黑色素瘤早期仅在肿瘤边缘部有荧光。无色素性色素瘤常呈网状荧光结构。

(四)治疗

无症状者可不治疗。对局限性孤立的血管瘤,可透热凝固使病变萎缩。激光治疗,特别是氪双色(蓝绿混合)或氪绿激光更有效,可使血管瘤内的血管网大部分或全部消失,仅残留少数较大的血管,肿物萎缩变平坦,视网膜复位。

三、脉络膜骨瘤

在眼球痨和发生睫状膜的慢性炎症眼球病理组织中可见到钙化改变。Gass(1978)首先提出脉络膜骨瘤可发生于正常眼中。

(一)病因和发病机制

原因不明。Gass认为脉络膜骨瘤可能继发于外伤、炎症的异位骨化或海绵状血管瘤的骨质化。但有些病例并无外伤、炎症等病史。现多认为脉络膜骨瘤是先天性原始中胚叶残留的迷离瘤。脉络膜骨瘤组织是由骨小梁构成,伴有内皮组织组成的海绵状腔隙和小毛细血管,并可见骨细胞、成骨细胞和破骨细胞。肿瘤累及脉络膜毛细血管,大部分变窄或闭塞。

(二)临床表现

多发生于20～30岁女性,多为单眼发病。可以无任何症状,或有轻微视物不清,视物变形及肿瘤相应部位视野缺损。晚期发生并发症可致视力丧失。

眼底检查可见肿瘤多位于视盘附近,呈椭圆形或近圆形,肿瘤基底大小不等,轻度隆起。边缘呈扇形或伪足状,但其边界清楚,略隆起呈黄白色至橘红色,其颜色取决于视网膜色素上皮的色素程度及肿瘤的厚薄。脉络膜骨瘤中的钙质呈黄白色,其边缘部视网膜色素上皮变薄则呈橘红色,肿瘤表面凸凹不平,可见不同程度的棕色、橘黄色、灰色的色素沉着,并有短小血管丛,其来源于肿瘤深部,从骨髓腔到肿瘤表面,血液供给来源于脉络膜毛细血管。晚期视网膜萎缩。

本病主要的并发症是视网膜下新生血管形成,常伴有视网膜下液体渗出和出血,当发生于黄斑时,形成盘状瘢痕,严重影响视力。这种新生血管来自脉络膜新生血管,穿过脉络膜骨瘤上萎缩变薄的视网膜色素上皮和玻璃膜到视网膜下。

(三)诊断与鉴别诊断

1.诊断

主要根据眼底特殊的黄白色隆起的表现进行诊断。荧光眼底血管造影显示早期肿瘤有斑块状强荧光;晚期有弥漫性强荧光染色。肿瘤黄白色部分显示脉络膜骨瘤内表面毛细血管网早期强荧光。A超检查从脉络膜骨瘤内表面出现高强度的回声波峰;B超检查显示一个轻度隆起的高反射波的脉络膜肿块。X线检查可表现与骨瘤相似的放射线密度。CT检查显像最清楚。

2.鉴别诊断

(1)脉络膜无色素性黑色素瘤:肿瘤病变呈棕黄色外观,与脉络膜骨瘤相似,但肿瘤隆起度较高,边缘不清,表面光滑与脉络膜骨瘤不同。

(2)脉络膜转移癌:多继发于其他全身性肿瘤,特别是乳腺癌,边界不如脉络膜骨瘤清楚。表面无血管,且常伴有无孔性视网膜脱离。

(3)脉络膜血管瘤:也可呈橘红色,与脉络膜骨瘤相似,但脉络膜血管瘤呈圆顶状,表面光滑,边缘整齐。

(四)治疗

病因不明。目前尚无有效疗法。只能定期观察。如果出现视网膜下新生血管,可考虑氩激光光凝治疗。近年来有人报道经激光治疗后肿瘤脱钙变平,形成一边界清楚的脉络膜视网膜萎缩斑。

参 考 文 献

[1] 李玲.现代眼科疾病诊疗学[M].昆明:云南科技出版社,2020.

[2] 郑得海.眼科疾病诊疗学[M].长春:吉林科学技术出版社,2020.

[3] 周占宇.现代眼科疾病诊治[M].北京:科学技术文献出版社,2019.

[4] 郝艳洁.精编眼科疾病诊疗方法[M].天津:天津科学技术出版社,2020.

[5] 吴名焱,王芬.眼科诊疗新进展[M].武汉:湖北科学技术出版社,2018.

[6] 刘淑伟.临床眼科医师治疗手册[M].武汉:湖北科学技术出版社,2020.

[7] 晁岱岭.眼科疾病临床诊疗要点[M].南昌:江西科学技术出版社,2020.

[8] 陈丽娜.眼科常见疾病防治[M].长春:吉林科学技术出版社,2019.

[9] 张雅丽.精编临床眼科诊疗学[M].长春:吉林科学技术出版社,2020.

[10] 马伊.新编眼科疾病诊疗学[M].天津:天津科学技术出版社,2020.

[11] 陈迪.实用眼科诊疗学[M].长春:吉林科学技术出版社,2019.

[12] 崔迎春.眼科检查与诊断治疗技巧[M].长春:吉林科学技术出版社,2019.

[13] 李艳丽.眼科检查技术与疾病概要[M].沈阳:沈阳出版社,2020.

[14] 张鸿.眼科临床检查与诊治技巧[M].昆明:云南科技出版社,2020.

[15] 盛艳娟.眼科临床指南[M].长春:吉林科学技术出版社,2019.

[16] 王炳烽.眼科临床实践[M].哈尔滨:黑龙江科学技术出版社,2019.

[17] 周茂伟.精编眼科诊疗常规[M].长春:吉林科学技术出版社,2020.

[18] 王国斌.眼科疾病综合治疗[M].北京:科学技术文献出版社,2018.

[19] 王文.眼科检查与诊疗技术[M].哈尔滨:黑龙江科学技术出版社,2020.

[20] 秦莹.实用眼科疾病理论与实践[M].北京:科学技术文献出版社,2018.

[21] 李妍.当代临床眼科诊疗[M].长春:吉林科学技术出版社,2019.

[22] 唐宏伟.临床眼科治疗精要[M].汕头:汕头大学出版社,2019.

[23] 黎智.眼科检查诊断与治疗[M].北京:科学技术文献出版社,2018.

[24] 姜蕾.眼科临床诊治基础与技巧[M].长春:吉林科学技术出版社,2020.

[25] 鲍莹.眼科疾病的现代诊断与治疗[M].北京:科学技术文献出版社,2020.

[26] 何宏伟.精编眼科诊断与治疗[M].北京:科学技术文献出版社,2018.

[27] 吕天伟.现代眼科常见疾病诊疗[M].南昌:江西科学技术出版社,2019.

[28] 万道红.眼科检查技术与疾病治疗[M].长春:吉林科学技术出版社,2019.

[29] 赵华奇.眼科疾病临床实用技术[M].北京:科学技术文献出版社,2019.

[30] 张艳,黄锐升,罗康.临床眼科疾病学[M].哈尔滨:黑龙江科学技术出版社,2019.

[31] 王祖军.实用眼科常见病诊断与治疗[M].长春:吉林科学技术出版社,2020.

[32] 陈景尧.临床常见眼科疾病诊治对策[M].北京:科学技术文献出版社,2020.

[33] 于新华.现代眼科医学[M].天津:天津科学技术出版社,2018.

[34] 吴加亮.实用眼科临床诊疗[M].北京:科学技术文献出版社,2019.

[35] 张慎成.实用眼科基础与临床[M].长春:吉林科学技术出版社,2019.

[36] 蒋广伟,曲明轩.临床演练评价量表在眼科实习生临床带教诊疗行为中的应用[J].中国卫生统计,2021,38(4):575-577.

[37] 代佳灵,何谦,何为民.眼科参与多科疑难会诊及多学科团队门诊分析[J].中国医院管理,2021,41(1):59-62.

[38] 申展,洪晶.角膜后弹力层脱离的诊疗方法及其研究进展[J].中华眼科杂志,2021,57(2):143-149.

[39] 陶勇,石燕红.合理使用眼内液检测,辅助眼底疾病的精准诊疗[J].中华眼底病杂志,2021,37(7):497-502.

[40] 赵越越,康刚劲.人工智能在白内障诊疗中的应用进展[J].眼科学报,2021,36(1):85-90.